Oskar Peter Spandl

Gesund und aktiv bis ins hohe Alter

Die Deutsche Bibliothek verzeichnet diese Publikation in der Deutschen Nationalbibliografie.
Detaillierte bibliografische Daten sind im Internet über http://dnb.de abrufbar

Burg Verlag, Rehau
Burgstr. 12, D-95111 Rehau
Tel.: +49 (0) 9283 / 81095
Fax: +49 (0) 9283 / 81096
mailto: info@burg-verlag.com
http://www.burg-verlag.com

Gedruckt in der EU

ISBN 978-3-944370-15-6 - Erstausgabe Mai 2016

Oskar Peter Spandl

Gesund und aktiv bis ins hohe Alter

mit wichtigen Forschungsergebnissen der Präventiv- und Anti-Aging-Medizin

Inhalt

Vorwort

Alt werden will jeder – alt sein niemand. Das schrieb bereits im 18. Jahrhundert der irische Dichter Jonathan Swift. Heute trifft dieser Satz wohl mehr denn je zu. Denn mit dem Alter kommen auch Beschwerden. Ob Arteriosklerose, Osteoporose oder Alzheimer – der gemeinsame Risikofaktor für diese ganz unterschiedlichen Erkrankungen ist immer der gleiche: Ein zunehmendes biologisches Lebensalter.

Das ist die schlechte Nachricht. Und hier kommt die gute: Altern ist längst nicht mehr, wie lange behauptet ein unabänderliches Schicksal. Altern ist vielmehr ein beeinflussbarer und gestaltbarer Prozess. Wie wir leben, was wir essen, ob wir uns ausreichend bewegen – all das hat einen viel größeren Einfluss auf die Art wie wir altern als etwa unsere Gene. Auf der Grundlage dieser Erkenntnis hat sich in den letzten Jahren ein völlig neuer Medizinzweig entwickelt. Die Anti-Aging Medizin versucht gezielt den „Risikofaktor Altern" zu therapieren und damit altersabhängigen Erkrankungen vorzubeugen. Die Erkenntnisse dieser Medizin stellt Dr. Oskar Peter Spandl in diesem Buch vor. Er tut dies auf allgemeinverständliche Weise, dabei jedoch stets unter Berücksichtigung neuester wissenschaftlicher Erkenntnisse.

Aus diesem Grund ist dies ein wichtiges Buch, dem ich eine weite Verbreitung wünsche. Und noch eines möchte ich hinzufügen. Dr. Spandl weiß, wovon er spricht. Er ist nicht nur theoretisch mit dem Thema bestens vertraut – er ist mit ihm auch praktisch konfrontiert. Mit mehr als 80 Jahren ist er auch persönlich das beste Beispiel für die These seines Buches: Man kann gesund und aktiv bleiben bis ins hohe Alter. Dazu braucht man allerdings das richtige Programm. Wie das aussieht – das erfahren sie in diesem Buch.

Prof. Dr. med. Bernd Kleine-Gunk

Präsident der Deutschen Gesellschaft für
Prävention und Anti-Aging Medizin (GSAAM)

„Im Gang des Lebens ist mir eines immer klarer geworden: Es kommt für den Menschen vor allem darauf an, dass er seine Aufgeschlossenheit nicht verliere. Die rechte Aufgeschlossenheit ist das kostbarste menschliche Gut."

(Martin Buber, jüdischer Philosoph, 1878 - 19155)

Einführung

Die präventive Medizin und Anti-Aging sind Wege, die in die Zukunft weisen. Im fortschreitenden Alter geht es nicht um Jugend um jeden Preis. Es geht um die Erhaltung der Gesundheit, der Vitalität und der Lebensqualität über viele Jahre hinweg. Dieses Ziel lässt sich mit überlegten Maßnahmen sehr gut erreichen, wie die einzelnen Kapitel des vorliegenden Buches aufzeigen.

Humangenetiker und Molekularbiologen versichern, gestützt auf ihre Langzeitstudien, dass der Alterungsprozess nur zu einem Drittel genetisch begründet ist. Zwei Drittel unserer Lebensqualität und Lebenserwartung können wir durch unseren persönlichen Lebensstil beeinflussen. Damit besteht die zwingende Aufgabe, rechtzeitig Maßnahmen zur Optimierung unserer Gesundheit zu ergreifen.

Im Zentrum der präventiven Medizin und der Anti-Aging Bewegung steht eine Emanzipationsidee: Der alternde Mensch soll Krankheiten und Leiden nicht allein Gott überlassen, sondern selbstbestimmt einen Teil der Verantwortung für sein Leben übernehmen. Er kann mit Überlegung die Voraussetzungen für ein gesundes und aktives Leben aus eigener Kraft schaffen. Mit einer sinnvollen, gesunden Lebensführung kann er um bis zu zwei Jahrzehnte die Zeit „anhalten". Der Lebensstil muss allerdings konsequent auf dieses Ziel hin ausgerichtet sein. Dazu zählen u. a. bewusste Ernährung, regelmäßige körperliche und geistige Aktivitäten, geschickter Umgang mit Stress, ausreichend Schlaf, maßvoller Alkoholkonsum, Verzicht auf Nikotin und vor allem eine umsichtige Gesundheitsvorsorge.

Die diesem Buch zugrunde liegenden medizinischen Forschungsergebnisse und die ärztlichen Empfehlungen entsprechen dem Stand der Gesundheitswissenschaften bei der Fertigstellung des Manuskripts. Da sich die präventive und Anti-Aging-Medizin jedoch rasch weiterentwickeln, können neue Erkenntnisse der Forschung bald vieles in neues Licht rücken.

Die in den einzelnen Kapiteln aufgeführten Behandlungsmethoden und Ratschläge sollen keine Diagnose und keine Therapie bei einem Arzt ersetzen. Jeder muss sich in einer gut geführten Praxis untersuchen und beraten lassen, wenn er z. B. seine Ernährung umstellt, nach Jahren wieder anfängt, Sport zu treiben oder plant, Nahrungsergänzungsmittel einzunehmen.

„Die Menschen erbitten sich Gesundheit von den Göttern,
Dass sie aber selbst Einfluss haben, wissen sie nicht."
(Demokrit, griechischer Philosoph, 5. Jhd. V. Chr.)

1. Was ist Präventivmedizin? Was heißt Anti-Aging?

Die Präventivmedizin (lat. praevenire = zuvorkommen, verhüten) ist ein Sondergebiet der Gesundheitswissenschaften, die sich mit allen Fragen der Früherkennung von Krankheiten und ihrer Verhütung befasst. Sie sorgt sich um die Erhaltung der körperlichen, seelischen und geistigen Frische bis ins hohe Alter. Bestmögliche Gesundheit ist nur dann zu erreichen, wenn Krankheiten noch nicht ausgebrochen sind. Dabei ist jeder Mensch für die Gesundheitsvorsorge selbst verantwortlich, wie folgende Beispiele zeigen:

Ein Darmkrebs zeigt vor seinem ersten Auftreten zunächst Polypen im Darm. Durch Vorsorge kann man sie leicht entdecken und entfernen. Zahnfleischerkrankungen sind weit verbreitet. Die einfachsten Maßnahmen dagegen sind die regelmäßige Pflege der Zähne und regelmäßige Kontrollen beim Zahnarzt. Die Nebenwirkungen einer chronischen Paradontitis, z. B. Herz- und Kreislauf- und Nierenerkrankungen lassen sich so vermeiden. Zu den einfachsten und besten Vorsorgemaßnahmen gegen Herzinsuffizienz gehört die Bewegung. Sie verlangt nur Eigeninitiative.

Doch lieber legen sich die Deutschen auf Empfehlung ihrer Ärzte auf den Operationstisch. Nach einem Krankenhausreport zählte 2012 die Barmer Ersatzkrankenkasse mehr als 330 000 Eingriffe an Herzkranzgefäßen und Bypassoperationen. Besonders beliebt sind die mit Medikamenten beschichten Gefäßstützen, die so genannten Stents. Sie sind röhrenförmige Gitterstützen aus Metall und sollen verengte Herzkranzgefäße wieder öffnen. Die Zahl der Eingriffe mit solchen beschichteten Stents stieg seit 2005 um 227 Prozent.

Die starke Zunahme älterer Menschen in den letzten Jahrzehnten führte zu einem beängstigenden Anstieg der so genannten Alterskrankheiten, wie Adipositas (Fettsucht), Arteriosklerose, Gefäß-, Herz- und Kreislauferkrankungen, Diabetes mellitus und Osteoporose. Die präventive Medizin sucht u. a. nach den Ursachen und Risikofaktoren, die zu diesen „Volkskrankheiten" führen. Sie tritt für die Vorbeugung als die beste Medizin ein und fördert gesundheitskonformes

Verhalten bzw. einen gesunden Lebensstil. In Deutschland bieten immer mehr Internisten und Kardiologen bei ihren Leistungsschwerpunkten Präventionsberatung an.

Der umstrittene Begriff „Anti-Aging“

In früheren Jahren hatte die amerikanische Anti-Aging Bewegung mit ihrem reißerischen Marketing und der Propagierung von fragwürdigen Behandlungsformen, wie z. B. der oralen Gabe von zu viel Vitaminen und Hormonen, den Boden der seriösen Medizin verlassen. Deshalb sind die Begriffe „Anti-Aging“, auch „Well Aging“, „Sucessful Aging“, „Better Aging“ oder „Power Aging“ genannt, sehr umstritten. Sie werden heute in der Altersforschung, in den Ernährungswissenschaften, in der Nahrungsergänzungsmittelindustrie, aber vor allem von Schönheitschirurgen und von Kosmetikproduzenten mit Vorliebe verwendet. Der Begriff „Anti-Aging“ ist nicht gesetzlich geschützt. Er kann beliebig verwendet werden. Am häufigsten ist das „Anti-Aging Marktangebot“ bei Gesichtscremes, wobei verschiedene Inhaltsstoffe als „Faltenkiller“ beworben werden.

Wellness und Anti-Aging

Unter dem Begriff „Anti-Aging“ werden inzwischen kaum noch überschaubare Behandlungsarten und Produkte angeboten, die eher aus dem Bereich „Wellness“ stammen. „Das Leben ist Wellness!“ „Das Leben ist „Anti-Aging!“, so heißt es.

Wellness sollte als ein besonderer Lebensstil verstanden werden. In Eigenregie stärkt man durch eine Vielfalt von Maßnahmen die körperlichen, geistigen, seelischen und sozialen Fähigkeiten. Wellness strebt einen ausgeglichenen Zustand des körperlichen, geistigen, seelischen und sozialen Wohlbefindens an. Spaß, Lust und auch Genuss sind dabei wesentliche Faktoren dieses neuen Lebensstils.

Lebenspraktische Ziele der Präventiv- und Anti-Aging-Medizin

Die Verlängerung der Lebenszeit ist nicht das vorrangige Ziel von Maßnahmen der Präventiv- und Anti-Aging-Medizin. Vielmehr gilt es, Lebensqualität und

Lebensfreude bis ins hohe Alter zu bewahren. Langzeitstudien belegen, dass es einen Zusammenhang zwischen dem Lebensstil und dem biologischen Alter gibt: Wer sich in den mittleren Jahren überlegt ernährt, körperlich und geistig aktiv bleibt, beugt Krankheiten vor und schafft so wichtige Voraussetzungen für Vitalität, Dynamik und seelischen Elan. Nach Ansicht des Autors sind natürliche Maßnahmen, die effektivsten „Programme“ der Präventiv- und Anti-Aging Medizin, wie folgende Zusammenstellung zeigt:

1. Denken Sie und handeln Sie wie in jungen Jahren! Bleiben Sie immer geistig aktiv!
Auch soziale Kontakte und anregende Gespräche garantieren geistige Wendigkeit und Vitalität bis ins hohe Alter.

2. Treiben Sie Sport, bewegen Sie sich, wann immer es möglich ist, ohne sich dabei zu überfordern!
Auch Spazierengehen und Gartenarbeit können z. B. vor Herz- und Kreislauferkrankungen und vor anderen Krankheiten schützen!

3. Nutzen Sie Vorsorgemaßnahmen zur Früherkennung von Krankheiten!
Lassen Sie pathologische Laborbefunde sofort abklären! Drohende Erkrankungen, z. B. Krebs, können nur so frühzeitig erkannt und rechtzeitig eine Therapie eingeleitet werden.

4. Leben sie in jedem Lebensalter ernährungsbewusst!
Achten Sie auf eine vitaminreiche Ernährung, bevorzugen Sie Vollwertprodukte, verzichten Sie auf Alkohol und Nikotin und trinken Sie reichlich Flüssigkeit!

5. Vermeiden Sie Übergewicht!
Übergewicht kann die Gesundheit stark beeinträchtigen. Deshalb sollten Frauen das Normalgewicht nicht mehr als 10 Prozent, Männer nicht mehr als 20 Prozent überschreiten.

6. Schlafen Sie regelmäßig sieben bis acht Stunden!
Im Schlaf regenerieren sich die Hautzellen achtmal schneller als im Wachzustand.

7. Pflegen Sie Ihren Körper, vor allem Ihre Haut!
Für 60 Prozent der deutschen Frauen ist regelmäßige Hautpflege der wichtigste Punkt im „Anti-Aging-Programm“. Erst dann folgen Sport und Ernährung.

8. Sorgen Sie für seelische Ausgeglichenheit!
Vermeiden Sie chronischen Stress! Stress und Kummer lassen rasch altern. Wenn Sie sich entspannen, z. B. mit autogenem Training, Meditation oder Yoga, gewinnen Sie Jahre zu Ihrer geschätzten Lebenserwartung hinzu.

Einige der aufgeführten Punkte sind seit langem Bestandteil der Naturheilkunde. Hippokrates, der griechische Arzt von der Insel Kos (geboren um 460 v. Chr.) forderte für das Alter um die Mitte Fünfzig „Licht und Luft“, „überlegtes Essen und Trinken“, „Schlafen und Wachen“ usw. Erst wenn die genannten Faktoren harmonisch „schwingen“, besteht im Körper das Fließgleichgewicht, das eine gute Gesundheit ausmacht und ein langes Leben verspricht.

Einen Schlüssel für Gesundheit und ein langes Leben fand im 19. Jahrhundert Pfarrer Sebastian Kneipp. Nach Ansicht der Kurverwaltung von Bad Wörishofen ist die Präventiv- und Anti-Aging-Medizin eigentlich ein alter Hut, Die Rezepte von Kneipp zum Gesund- und Jungbleiben sind nach über hundert Jahren immer noch aktuell. „Wasser, Bewegung, vollwertige Ernährung, innere Lebensordnung und Kräuter!“ Damit Kneipp-Kuren in die moderne Medienwelt passen, nannte sich Bad Wörishofen 2002 „Well Vital Ort“.

Beratung durch Ärzte der Präventiv- und Anti-Aging Medizin

In den Telefonbüchern Deutschlands sind bereits über 1500 Ärzte für die Präventiv- und Anti-Aging-Medizin aufgeführt. In der Regel gehören sie der „German Society of Preventive and Anti Aging-Medicine (GSAAM) e. V.” an. Zurzeit ist Prof. Dr. Bernd Kleine-Gunk ihr Präsident.

In einigen Anti-Aging Instituten in deutschen Großstädten werden Tests angeboten, mit denen man das biologische Alter bestimmen kann. Danach lässt sich der aktuelle Stand von Alterungsprozessen erkennen. Im Rahmen einer Gesundheits- und Leistungsdiagnostik werden die Funktionen einzelner Organe untersucht. Zu den üblichen Tests gehören ein Gehörtest, ein Gedächtnistest und ein Stresstest. Im Labor werden u. a. der Hormonstatus, das körpereigene Schutzpotential gegenüber Entzündungen und die prooxidative Stoffwechsellage ermittelt. Nach Auswertung aller Test- und Laborergebnisse folgt ein ausführliches Beratungsgespräch mit Vorschlägen zur Prävention, der Verhütung von Krankheiten, vor allem durch Vermeidung der Risikofaktoren.

Die Präventiv- und Anti-Aging Medizin gilt ihren Befürwortern als eine der wichtigsten und innovativsten Entwicklungen der beiden letzten Jahrzehnte. Bei ihren Gegnern gibt es aggressive Kritik: Ist Altern nicht ein völlig natürlicher Prozess, der durch die sogenannte Anti-Aging Medizin künstlich als krankhafter Vorgang gesehen wird? Wird hier nicht von Ärzten einem dem Jugendwahn verfallen Zeitgeist gehuldigt? Ist „Artig-Aging“ schließlich eine Erfindung geschäftstüchtiger Ärzte, die an den tatsächlich Kranken nicht mehr gut verdienen und deshalb das Altern zur Krankheit erklären? Wenn das Ziel einer fundierten Beratung eines Arztes für Präventiv- und Anti-Aging Medizin das gesunde, aktive Altern ist, dann kann das doch nur positiv sein!

„Altern ist eine späte Zugabe der Evolution".
(August Weismann. deutscher Biologe. 1834 - 1914)

2. Ab wann beginnt das Alter?

Häufig ist es sehr schwer, das Alter eines Menschen, dessen Geburtsjahr uns nicht bekannt ist, zu schätzen. Führen wir bewusst oder unbewusst aufgrund des ersten Eindruckes oder längerer Beobachtungen eine Schätzung durch, so stützen wir uns auf das äußere Erscheinungsbild, auf sein Verhalten, seine Äußerungen, seine Dynamik und Vitalität. Chronologisches und biologisches Alter können dabei sehr weit auseinanderklaffen. Bis zu zwei Jahrzehnte! Das Geburtsdatum sollte man eigentlich vergessen. Es sagt lediglich aus, seit wann wir schon existieren. Wie alt jemand ist, erfährt man, wie sich sein Körper gehalten hat und wie geistig beweglich er geblieben ist.

Die Wissenschaften, die sich mit den Alterungsprozessen beschäftigen, verfügen noch nicht über überzeugende Daten zur Bestimmung des biologischen Alters. Man weiß nur: Alter ist nicht gleich Altern. Die individuelle Vitalität, die leibseelische Spannkraft, die über der Durchschnittsnorm der jeweiligen Altersgruppe liegt, kann sehr groß sein. Das chronologische Alter zeigt die Jahre nach Vorgaben des Kalenders an. Das biologische Alter ist durch die Funktionstüchtigkeit in körperlichen und psychischen Bereichen erkennbar.

Der 72-jährige Gerhard Krauss aus Feldafing am Starnberger See ist im März 2002 zusammen mit seiner 55-jährigen Ehefrau Jutta zu einer 30000 km langen Radtour durch alle Kontinente aufgebrochen. Mit 70 Jahren bestand er mit einer hervorragenden Zeit bei sengender Hitze den Ultra-Triathlon auf Hawaii. Mit Schwimmen über 3,8 km, Radfahren über 180 km und Laufen über 42,295 km. Ohne Pausen!

Das Alter hat viele Gesichter. Zwischen Jugend und Alter gibt es keine Grenze. 30-jährige Leistungssportler gelten in ihrem Sport als nicht mehr jung. Wie Stellenausschreibungen belegen, werden Berufsanfänger in der Informatik über 30 nicht mehr angestellt. Als Mannequin ist man ab 25 alt. Als Stewardess ab 28, als Fernsehmoderatorin ab 40! Ab 40 zählt man in jedem Fall zu den älteren Arbeitnehmern. Und im Sport zu den „Senioren". Spätestens ab 50 gehört man auf dem Arbeitsmarkt zum „alten Eisen" und ist kaum mehr vermittelbar. Bei Beamten wird die altersbedingte Dienstunfähigkeit mit Vollendung des

65. Lebensjahres festgesetzt. Ein Kassenarzt verliert mit 68 seine Zulassung. Wenn Alter demgegenüber als eine tatsächliche Leistungsgrenze definiert wird, so ist diese individuell sehr unterschiedlich und nach oben offen, besonders bei Wissenschaftlern, Schriftstellern und Künstlern wie folgende Beispiele zeigen:

2002 starb mit 110 Jahren der älteste Einwohner Österreichs, der Mathematiker Leopold Vietoris. Bis zu seinem 103. Lebensjahr war er wissenschaftlich aktiv. Im selben Jahr starb im Alter von 102 Jahren Hans-Georg Gadamer, einer der bedeutendsten deutschen Philosophen des 20. Jahrhunderts. Bis zuletzt saß er an seinem Schreibtisch. Der Schauspieler Johannes Heesters stand noch vor seinem 100. Geburtstag auf der Bühne. Der Swing-Klarinettist Hugo Strasser war mit 79 Jahren bei seinen Konzertveranstaltungen sehr erfolgreich.

Häufig liest man über außergewöhnliche Persönlichkeiten des 20. Jahrhunderts nur die halbe Wahrheit. Churchill soll auf die Frage, wie er so alt geworden wäre, gesagt haben: „No sports!" Dabei war er in jungen Jahren ein begeisterter Poloreiter und guter Schwimmer. Er bewegte sich bis ins hohe Alter. Er ging fischen und auf die Jagd. Der Schriftsteller Ernst Jünger fuhr noch im 75. Lebensjahr von der westafrikanischen Küste auf den stürmischen Atlantik zum Hochseeangeln hinaus. Viele kannten ihn nur wegen eines seiner Hobbies, wegen seiner Leidenschaft für die Entomologie, d.h. für die Insektenforschung.

Im Jahr 2014 lebten in München 348 Männer und Frauen, die über 100 Jahre alt waren. Sie erreichten ihr hohes Alter nicht durch Leidenschaft in ihren Berufen, nicht durch viel Bewegung und Sport, sondern einzig und allein durch die Fortschritte der Präventiv- und Anti-Aging Medizin, die sich immer mehr mit Erfolg um den alternden und alten Menschen bemühen. München hat nach dem Statistischen Jahrbuch 2014 im Vergleich zu anderen deutschen Städten die meisten Gerontologen. Die Gerontologie ist ein Teilgebiet der Medizin, das sich mit den Altersvorgängen und dem unterschiedlichen Krankheitsverlauf in den verschiedenen Lebensaltern beschäftigt.

Im fortgeschrittenen Alter muss es nicht immer zu Leistungsminderungen kommen. Es kann sogar eine Entfaltung der seelischen Eigenschaften und der geistigen Produktivität eintreten. Ein intellektueller Abbau ist selbst bis ins hohe Alter, d.h. bis jenseits des 80. Lebensjahres, durchaus nicht zwangsläufig anzunehmen. Vieles, was über das Altern geschrieben wurde, konzentriert sich auf den Verlust. Obwohl ältere Menschen manchmal körperliche, geistige oder psychosoziale Verluste erleben, ist ihr Leben in der Regel durch weiteres geistiges Wachstum und kreativen Ausdruck gekennzeichnet. Dies sind Zeichen gesunden Alterns. Es gibt Senioren, die Universitätsvorlesungen besuchen, andere tragen zum Allgemeinwohl bei, indem sie als Berater fungieren oder sich in Verbänden, Vereinen und Parteien engagieren.

Nach Ansicht einiger Experten erreicht der Mensch seinen kreativen Höhepunkt im Alter von 65 Jahren. Bisweilen brauchen ältere Menschen einfach nur jemanden, der sie ermuntert, brachliegende Interessen wieder aufzunehmen oder vergessene Talente neu zu entdecken, die zurückgestellt werden mussten, als Familie und Beruf die meiste Zeit des Tages beanspruchten.

Für das Alter gibt es keine exakte Definition. Altern ist ein vielschichtiger biologischer, psychischer und sozialer Prozess. Die Alterung ist dabei mit degenerativen Veränderungen in verschiedenen Organen und Geweben, wie der Haut, den Knochen, den Gelenken, den Blutgefäßen, dem Hormon- und Nervensystem und den Sinnesorganen verbunden. Rauchen, exzessiver Alkohol- und Medikamentenkonsum, ungesunde, fette Ernährung, Bewegungsmangel, übermäßige Sonneneinstrahlung und häufige Virusinfektionen tragen dazu bei, den Prozess zu beschleunigen. 50-jährige können wie 65-jährige aussehen, 65-jährige wie 50-jährige. Dass es immer wieder 90-jährige gibt, die wie Winston Churchill und Ernst Jünger ihr Leben lang geraucht und Alkohol getrunken haben, lässt darauf schließen, dass ein langes Leben auch von den Erbfaktoren abhängt. Die Weltgesundheitsorganisation (WHO) legt das Alter wie folgt fest:

60 - 75 Jahre: ältere Menschen
75 - 90 Jahre: alte Menschen
älter als 90: hochbetagte Menschen
älter als 100 Jahre: langlebige Menschen

Diese Einteilung ist im Grunde nicht hilfreich. Jedes Individuum altert anders. Um die verschiedenen Arten der individuellen Alterung zu kennzeichnen, haben die Gerontologen die Begriffe „chronologisches Alter und „biologisches Alter“ geprägt. Beide sind grundverschieden. Das chronologische, das kalendarische Alter steht auf der Geburtsurkunde. Das biologische Alter entspricht, kurz gesagt, der Leistungsfähigkeit des Individuums, wie folgende Beispiele zeigen:

Ada Thomas begann mit dem Joggen, nachdem sie ihr Rentenalter mit 65 Jahren erreicht hatte und endlich Zeit zum Training fand. Mit 68 Jahren lief sie ihren ersten Marathon über 42 km. Die Filmschauspielerin und Regisseurin Leni Riefenstahl nahm mit 75 Jahren an einem Tauchkurs im Roten Meer teil. Mit über 90 Jahren unternahm sie eine Expedition in den Nordosten vom Sudan Dabei ging zwar ihr Hubschrauber zu Bruch, sie aber überlebte mit nur geringen Verletzungen. Am 22.07.02 wurde Leni Riefenstahl 100 Jahre alt. Wie immer gab sie engagiert, frisch und munter Interviews. Auf die Frage, was sie getan habe, um so alt zu werden, sagte sie: "Ich bleibe an allem interessiert, lese Zeitung, gehe jeden Tag eine Stunde spazieren. Und dusche am Morgen kalt. Seit Jahrzehnten!“

Älter werden ist nicht unbedingt etwas Negatives. Viele Erscheinungen des Alters, wie z.B. Verlust von Ausdauer, Gelenkigkeit, Beweglichkeit, Schwinden der Muskelstärke und Vergesslichkeit, werden erstaunlich oft durch Faktoren verursacht, die nichts mit dem Alter zu tun haben, sondern viel mehr mit ungesunden Lebensgewohnheiten. Dagegen können viele Erkrankungen und mentale Probleme, die man früher dem Älterwerden zuschrieb, mit einem gesunden Lebensstil und umsichtiger Gesundheitsvorsorge verhindert werden.

Oft wird behauptet: Man ist so alt, wie man sich fühlt. In den USA wurden Personen unterschiedlichen Alters gefragt, ob sie sich jung oder alt fühlen. Von den Menschen über 60 Jahren fühlten sich nur wenige als alt. Unter den über 80-jährigen waren es über 50 Prozent. Andererseits kann das Gefühl, „alt zu werden“, in jedem Zeitabschnitt zwischen dem 20. und 80. Lebensjahr auftreten. In einer Befragung von Frauen und Männern über Erlebnisse, die ihnen ihr Alter bewusst machte, stehen erst an letzter Stelle körperliche Beschwerden. Seelisch-geistige und soziale Veränderungen wurden zuerst genannt. Dazu gehören z.B. der Auszug der Kinder aus der gemeinsamen Wohnung, die Pensionierung, die Einweisung in ein Altenheim. Ob die Anpassung an das Alter gelingt, liegt weniger am objektiven Zustand als an der geistigen Einstellung dazu. So lange das Alter ausschließlich als etwas Negatives, als Abstieg erlebt wird, können Leere und Sinnlosigkeit nicht überwunden werden.

Eine der entscheidendsten Bedingungen, die das Leben im zunehmenden Alter beeinflussen, ist der Gesundheitszustand. Ernsthafte Krankheiten können Menschen stark vorzeitig altern lassen. In der medizinischen Fachliteratur wird klar herausgestellt, dass der Mensch nicht an Altersschwäche, sondern an einer oder mehreren Krankheiten stirbt. Über das Gesundheitsverhalten der älteren Bevölkerung wissen wir wenig. Zur Frage der Krankheitshäufigkeit liegen auch kaum gesicherte Untersuchungsergebnisse vor. Es ist nur bekannt, dass die Anzahl chronischer Erkrankungen aller Schweregrade kontinuierlich mit fortschreitendem Alter zunimmt. Ob das Altwerden selbst zu einer Last wird, oder ob wir den letzten Lebensabschnitt aktiv und froh verbringen können, hängt in erster Linie von der präventiven Medizin ab, besonders von Vorsorgeuntersuchungen

Eine umfangreiche Harvard-Studie (G. E. Vaillant Aging Well, Boston 2002) konnte eindrucksvoll zeigen, dass die Menschen weitgehend selbst bestimmen, wie sie altern. Folgende zentrale Einflussgrößen wurden in dieser Forschungsarbeit – sie lief über sechzig Jahre – ermittelt:

Gesundes Körpergewicht, regelmäßige Bewegung, wenig Alkohol, solide Partnerbeziehung, kompetenter Umgang mit Konflikten und Stress, gute und lange Ausbildung, Nikotinabstinenz und Gesundheitsvorsorge!

Gertrud Gruberova, Schriftstellerin und anerkannte Malerin, feierte im April 2014 in Rosenheim ihren 90. Geburtstag. Auch wenn vier ihrer fünf Kinder in der näheren Umgebung wohnen, lebt sie bewusst und gern allein. Von Journalisten der Rosenheimer „Pressewoche" nach ihrem Tagesablauf gefragt, sagt sie: „Ich stehe relativ spät auf ... so gegen 9:00 Uhr. Dann frühstücke ich mein Müsli und gehe danach meist in die Stadt zum Einkaufen. Nach dem Mittagessen halte ich eine kleine Siesta. Nachmittags male ich in der Regel ein wenig in meinem Atelier und gehe dann nochmals ein bisschen spazieren. Nach dem Abendessen gehe ich bald ins Bett. Ich lese die Tageszeitung und natürlich Bücher – gerne Autobiografien. Fernseher habe ich keinen, weil ich mein eigenes Leben leben möchte und nicht das von anderen ansehen will".
Emails und Handy sind für Frau Gruberova Fremdworte. Sie schreibt handschriftlich Briefe und liebt diese Art von Korrespondenz. Häufig bekommt sie in ihrem gelb getünchten „Künstlerhaus" Besuch. Am Samstagabend freut sie sich auf den Kirchgang und am Sonntag geht es mit Bekannten ins Gasthaus zum Essen.
„Wissen Sie, ich habe lange Jahre für sieben Leute gekocht und gebacken. Jetzt mache ich für mich nur Kleinigkeiten wie eine Suppe oder Salate. Aber am Sonntag möchte ich mich nicht auch noch in die Küche stellen."

Unter dem Begriff „vorgealtert" versteht man einen Menschen mit einem höheren biologischen als chronologischem Lebensalter. Ein 50-jähriger Mann mit langjährigem exzessivem Alkoholkonsum und zahlreichen Organschädigungen sieht auffällig älter aus als er tatsächlich ist. Er wirkt auf die Umgebung wie ein 65-jähriger. Gegenbeispiel: Eine 75-jährige Rentnerin sieht um viele Jahre jünger aus. Ihr wahres Alter glaubt man kaum. Sie bewegt im Fitnessstudio 30-Kilogramm-Zugmaschinen und hebt die Beinpressen, als sei sie 50 bis 60 Jahre alt. Sie verreist gerne, wandert an jedem Wochenende und besucht an der Volkshochschule einen Kurs „English Advance".
Es gibt bereits 50-jährige, die an allen möglichen Alterskrankheiten leiden, wie an Herz- und Kreislaufbeschwerden, an Arteriosklerose, an Venenstau, an schmerzhaften Gelenkabnutzungen und auffallender Vergesslichkeit. Mittels Medikamenten, die ihnen „Reparaturmediziner" verordnen, erreichen sie vielleicht eines Tage auch das 80. Lebensjahr. Aber um welchen Preis? Sie sind zwei bis drei Jahrzehnte lang gebrechlich, schwach und geistig „lahme Enten" gewesen, ehe sie sterben. Immer wieder stellen wir fest: Alter ist ein relativer Begriff. Er ist von komplexen Faktoren abhängig.
Das Alter ist stark von soziokulturellen Normen, von der eigenen Biografie und dem besonderen Lebensstil geprägt. So fühlen sich 50-jährige berufstätige Frauen in der fortgeschrittenen Industriegesellschaft der westlichen Staaten meist jünger als Frauen im gleichen Alter in traditionsbestimmten Gesellschaften. Und

während z. B. der 70-jährige, viel reisende deutsche Pensionär alle Altersgrenzen zu überwinden scheint, wirken gleichaltrige Männer im südlichen Mittelmeerraum viele Jahre älter. In der Altersforschung plädiert man deshalb dafür, das Alter nicht einzig und allein chronologisch zu bestimmen, sondern sich stets vor Augen zu halten, dass biologische und soziokulturelle Faktoren das Erscheinungsbild älterer Menschen entscheidend beeinflussen.

Als ein erstrebenswertes Ziel sollte nicht ein sehr hohes Alter gelten, sondern ein Alter mit möglichst hoher Lebensqualität. Ein bewährtes Leitprinzip ist: Das Altern im Rollstuhl hinausschieben! Ein plötzlicher Herztod ist nur wenigen Menschen gegönnt.

Mein Großvater, Gregor Spandl, starb im 86. Lebensjahr in Regensburg-Ziegetsdorf. Sein Lebensstil kann Vorbild sein. Als Bahnbeamter wurde er nach einem Unfall mit 59 Jahren pensioniert. Von da an galt seine ganze Aufmerksamkeit seinem Haus und seinem Garten. Er legte sich eine große Schar von Hühnern, eine große Beeren- und Obstplantage zu. Seinen Wein kelterte er für das ganze Jahr aus Johannisbeeren selbst. In den umliegenden Wäldern sammelte er Pilze für den Winter, die er – wie die Wildbirnen – trocknete. Jeden Morgen nahm er sich viel Zeit für das Lesen der „Regensburger Tageszeitung“. Gegen Ende des zweiten Weltkrieges verlor er drei seiner vier Kinder. Das Haus wurde von amerikanischen Bombern zerstört Alle Schicksalsschläge in seinem Leben hat er mit großer Gelassenheit und Zuversicht ertragen.

Das Geheimnis des rechten Altwerdens liegt in einem Satz:
Die Zeit geht sanft nur mit denen um, die mit der Zeit sanft umgehen.
Anatole France (französischer Erzähler, Lyriker, Kritiker und Historiker, 1844 - 1924)

3. Was sich im Alter ändert

Altern ist ein allmählich fortschreitender Prozess, in dessen Verlauf sich der Mensch dem Tod nähert. Er wird begleitet von einer schrittweisen Verschlechterung der biochemischen und physiologischen Funktionen. Nach neueren Forschungen beginnt der Alterungsprozess zwischen dem 35. und 40. Lebensjahr und setzt sich ab dem 50. Lebensjahr mit zunehmender Geschwindigkeit fort.

Wichtige Hauptkennzeichen des Älterwerdens sind: Sauerstoffmangel im Blut und in den Geweben und verstärkter Abbau des Körpers. Die natürliche Regeneration des Körpers kann damit nicht mehr Schritt halten. Die Funktionsfähigkeit von Organen, wie z. B. Lunge, Nieren und Leber nimmt ab. Durch zunehmenden Verschleiß häufen sich Schäden an verschiedenen Organsystemen. Gehirnzellen, bestimmte Teile der Nieren und eine Reihe weiterer Körper--gewebe erneuern sich nach dem 25. Lebensjahr nicht mehr. Die körpereigene Abwehr, das Immunsystem, wird schwächer, die Haut dünner und faltiger. Das Atemvolumen reduziert sich. Die Knochen verlieren an Substanz. Die Leistungen der Sinnesorgane nehmen ab. Wir sehen und hören schlechter. Im Folgenden werden die auffälligsten Alterserscheinungen kurz dargestellt:

Herz und Blutgefäße

In jungen Jahren pumpt unser Herz gut vier Liter Blut pro Minute durch unsere Adern, mit 50 sind es noch etwa drei. und im Alter von 70 nur noch 2,5 Liter. Mit zunehmendem Alter verliert das Herz an Gewicht .Die körperliche Leistungsfähigkeit wird dadurch geringer.

Durch eine mögliche Verkalkung der Arterien können sich die Herzkranzgefäße verengen, ebenso die Blutgefäße. Dadurch wird die Durchblutung einzelner Organe gestört. Die Ärzte sprechen von einer Arteriosklerose, von einer Durchblutungsstörung. Martin Halle, Professor für Kardiologie und Sportmedizin an der Technischen Universität München, schreibt in seinem Buch „Zellen fahren gerne Fahrrad. Mit gesunden Gefäßen länger jung bleiben": „Der Mensch altert über seine Gefäße. Der Zustand des Gefäßsystems spiegelt den Verschleiß- und Abnutzungszustand des Körpers wider."

Gehirn

Das Gehirn kann wegen verengter Blutgefäße schlecht durchblutet sein. Das führt zum Nachlassen der Konzentrationsfähigkeit, zur Reduzierung der Wahrnehmungs- und Reaktionsgeschwindigkeit und damit zur Entstehung von „Gedächtnislücken". Nach den Untersuchungen der Neurologie sterben täglich etwa 50 000 Gehirnzellen ab, aber durch einen gesunden Lebensstil, vor allem durch eine gesunde Ernährung kann der Geist bis zu hundert Jahren jung bleiben, weil der Körper täglich Gehirnzellen neu bilden kann. Eine Volumenveränderung des Gehirns infolge Schrumpfung der Gehirnsubstanz, besonders der Großhirnrinde, gibt es nicht. Nur bei Alzheimer!

Lunge

Das maximale Atemvolumen nimmt vom 20. bis zum 70. Lebensjahr um 40 Prozent ab. Vor allem die Elastizität der Lunge lässt nach. Bei hohem Nikotinkonsum und Bewegungsmangel altert sie schneller. Das Atmen fällt schwerer.

Hormone

Ab dem 45. Lebensjahr scheidet die Hirnanhangdrüse weniger Wachstumshormone aus. Die Folge: Die Muskeln schrumpfen, der Fettanteil nimmt im Körper zu. Ungefähr mit 50 Jahren erlischt die Funktion der Eierstöcke. Es tritt Progesteron- und Östrogenmangel auf. Beim Mann wird etwa ab 50 ein gradueller Testosteronrückgang diagnostiziert. Ab dem 65. Lebensjahr können bei allen Hormonen keine Spitzenwerte mehr gemessen werden. Besonders das Melatonin, das Hormon der Zirbeldrüse, nimmt ab 50 deutlich ab.

Immunsystem

Das Immunsystem des Menschen verliert ab dem 40. Lebensjahr deutlich an Leistungsfähigkeit. Die Thymusdrüse, die Wachstumsdrüse, bildet sich zurück. Dadurch wird die Körperabwehr schwächer. Krebs bekommt zunehmend eine Chance.

Wasserhaushalt

Der Wassergehalt des Menschen sinkt im Laufe seines Lebens von 62 auf 54 Prozent. Darauf beruhen die bereits aufgeführten Verkleinerungen innerer Organe. Mit dem geringeren Anteil an Wasser vermindern sich auch die darin gelösten Vitalstoffe, z. B. Kalzium und Magnesium. In der Sprache der Ärzte heißt diese altersphysiologische Erscheinung „Austrocknung". Dagegen hilft nur viel trinken, auch wenn man keinen Durst verspürt.

Magen, Leber und Nieren

Um das 55. Lebensjahr ist die Verdauungsleistung zunehmend eingeschränkt. Schleimhaut und Muskulatur im Magen und Darm ändern sich. Die Produktion von Magensäure nimmt ab, Speisen werden langsamer verdaut. Der Fettgehalt der Leber nimmt zu, die Fähigkeit, Gifte abzubauen, geht zurück. Alkoholkonsum, falsche Ernährung und Medikamente schädigen die Leber mehr als in jüngeren Jahren. Ist die Herztätigkeit eingeschränkt, leidet die Leber wegen der dadurch bedingten verminderten Durchblutung. Besonders die Nieren sind ebenfalls bei eingeschränkter Herztätigkeit schlechter durchblutet. Sie verkleinern sich. Rückstände und Giftstoffe werden langsamer ausgeschieden.

Knochen

Bis zum 35. Lebensjahr wird Knochenmasse aufgebaut, ab 40 beginnt ihr Abbau. Bei Frauen beträgt er ca. 1 Prozent pro Jahr, bei Männern ist es weniger. In Folge nimmt die Körpergröße ab. Der Druck auf die Bandscheiben reduziert die Körpergröße, die Abnützung der Hüft- und Kniegelenke verringert die Beweglichkeit. An Gelenken, Wirbelkörpern und Zwischenwirbelkörpern zeigen sich deutliche Verschleißerscheinungen. Die natürlichen Auswirkungen des Alters werden durch Bewegungsmangel stark beeinflusst.

Muskeln

Die Muskelmasse nimmt bereits ab dem 30. Lebensjahr ab. Bis zum 50. Lebensjahr ist die Hälfte der Muskulatur verschwunden. Stattdessen bilden sich Fettpolster, die das Skelettsystem nicht stützen können. Rückenschmerzen sind zu über 80 Prozent durch eine ungenügende Leistung der Muskulatur zu erklären.

Geruchs-, Geschmacks- und Durstempfinden

Das Geruchs- und Geschmacksempfinden lassen nach. Ältere Menschen schmecken „süß, sauer, bitter und salzig" nicht mehr so gut. Die Geschmacksfähigkeit für „salzig" lässt vor allem nach. Deshalb klagen ältere Menschen häufig über den langweiligen Geschmack von Speisen. Das Durstempfinden ist herabgesetzt. Auch bei erheblichem Flüssigkeitsmangel wird nur wenig getrunken.

Resümee

Das Altern ist ein nicht umkehrbarer biologischer Prozess. Am deutlichsten machen sich im körperlichen Bereich die Verminderung der Muskelkraft, die Funktionseinbuße wichtiger Hormone und der Sinnesorgane bemerkbar, im psychischen Bereich die Abnahme der Gedächtnis- und Konzentrationsfähigkeit.

Die physiologische Funktionsminderung aller Organe führt zu einer Zunahme der Krankheitshäufigkeit. Bei Erhebungen in Holland wurde 2010 festgestellt, dass rund 40 Prozent der über 65-jährigen Männer und 60 Prozent der über 65-jährigen Frauen den Arzt wegen akuter Erkrankungen aufsuchen mussten und Medikamente verordnet bekamen. Unter den gesundheitlichen Störungen stehen die Herz- und Kreislaufbeschwerden an erster Stelle, gefolgt von Problemen mit den Augen, Arthritis und Rheuma.

Präventive Maßnahmen gegenüber chronischen Erkrankungen versprechen nur dann Erfolg, wenn sie frühzeitig – das heißt bereits vor Erreichen des Rentenalters – getroffen werden Bei den älteren Personen kommt nicht der primären, sondern der sekundären Prävention die größte Bedeutung zu. Man versteht in der Medizin unter Prävention die Früherkennung und Behandlung krankhafter

Zustände. Bei der Gesundheitsüberwachung älterer Menschen ist besonders auf die Risikofaktoren des Herzinfarkts und Schlaganfalls (Hypertonie, Fettsucht, Übergewicht und Rauchen) und die Frühstadien von Tumoren zu achten. Die Zunahme der Herz- und Kreislaufleiden und einiger Krebserkrankungen sind von der Ernährung abhängig. Die Ernährung des alternden Menschen hat deshalb zwei wichtige Faktoren zu beachten: Die Kenntnis der Regeln gesunder Ernährung und das Wissen um den geänderten Nährstoffbedarf.

„Langlebigkeit ist nur erstrebenswert, wenn sie das Jungsein verlängert, nicht aber das Altsein hinauszieht.“
(Alexis Carrel, französischer Nobelpreisträger der Medizin (1873 – 1944)

4. Perspektiven für ein gesundes und hohes Alter

Die Altersforscher gehen davon aus, dass die Menschen im Idealfall eher 100 Jahre alt werden können. Nur wenige erreichen tatsächlich dieses hohe Alter. Ein Ziel der Forschung ist es, die Bedingungen zu ergründen, die das Erreichen eines sehr hohen Lebensalters fördern. Obgleich der Nachweis der Gründe für ein hohes Alter sehr schwer zu führen ist.

Sehr aufschlussreich sind historische Daten über das Altern. Es gab auch früher Menschen, die ein hohes Alter erreichten. Das wissen wir z. B. durch Knochenfunde. Dennoch ist es noch nicht allzu lange her, da überlebten Menschen die mittleren Jahre (40 bis 65) nicht und wurden selten über 60 Jahre. Die Ernährung war unzureichend und Krankheiten rafften viele Menschen vorzeitig dahin.

Was heißt schon alt?

Als Lebenserwartung wir die Zeitspanne definiert, die ein Mensch ab Geburt bis zu seinem Tod erwarten kann. Die durchschnittliche Lebenserwartung wird sehr kompliziert mit Hilfe so genannter Sterbetafeln berechnet. Sie beruhen auf der Häufigkeit von Todesfällen in der Vergangenheit und auf Prognosen der zu erwartenden Sterblichkeit.

Die Lebenserwartung ist nach Angaben der Weltgesundheitsorganisation (WHO) in Deutschland im europäischen Vergleich eher durchschnittlich. Die Schweiz, Island, Luxemburg. Italien und Schweden liegen im Spitzenfeld der Lebenserwartung. Schlusslichter sind die Ukraine, Russland und die Türkei.

1955 wurden die Deutschen durchschnittlich 60 Jahre alt. Seitdem hat sich in Deutschland in den letzten Jahrzehnten die Lebenserwartung kontinuierlich verlängert. In Deutschland lag 2015 die durchschnittliche Lebenserwartung der Frauen mittlerweile bei 83, bei Männern bei 78 Jahren. Folgende Faktoren bestimmen die Lebenserwartung:

1. Veranlagung und Geschlecht. 2. Ernährung, Bewegung und Sport, Konsum von Alkohol und Drogen. 3. Soziale Schicht, Bildung und Beruf. Der Faktorenkomplex 1 ist nicht beeinflussbar, die Faktoren 2 sind individuell stark beeinflussbar und die Faktoren 3 sind z. T. beeinflussbar.

Frauen in Japan haben die besten Aussichten auf ein langes Leben. Das zeigte die 2014 veröffentlichte Weltgesundheitsstatistik. Im südafrikanischen Swasiland wird man im Durchschnitt nur 35 Jahre alt. Im Zwergstaat Andorra ist die Lebenserwartung mit 83,5 Jahren am höchsten. In Deutschland ist die Lebenserwartung im vergangenen Jahrhundert um mehr als 30 Jahre gestiegen. 14 Millionen Deutsche sind älter als 65 Jahre. Ministerialräte und Professoren leben statistisch gesehen am längsten. Bei den Frauen halten Witwen von evangelischen Priestern den Altersrekord. Sie werden durchschnittlich 87,9 Jahre alt.

Die Lebenserwartung des Menschen wird weltweit von unterschiedlichen Faktoren beeinflusst. Abgesehen von Epidemien spielt in den Entwicklungsländern die medizinische Versorgung eine Hauptrolle. So genannte Schlüsselfaktoren, die die Lebenserwartung stark reduzieren, sind Hungersnöte, Mangelernährung und fehlende ärztliche Versorgung. In Industriestaaten verkürzen vor allem Bewegungsmangel, Herz- und Kreislauferkrankungen und Fettsucht mit einem zu hohen Cholesterinspiegel das Leben.

Die Jahre nach dem 65. Lebensjahr sind in Deutschland überwiegend gesunde Jahre, frei von schweren chronischen Erkrankungen. Die dritte Phase des Lebens, die das tatsächliche Alter genannt wird, veränderte ihr Gesicht. Heute kann man nur mehr die Jahre der Pflegebedürftigkeit als wahres Alter bezeichnen, Das stark mit Krankheit und Pflege verbundene Alter beginnt ab dem 85. bzw. 90. Lebensjahr.

Bis jetzt ist es unmöglich vorauszusagen, wie es uns geht, wenn wir einmal 70 oder 80 Jahre alt sind. Jeder kann sich in seiner Lebensqualität stark von seinem Ehepartner, von seinen Verwandten und von allen anderen Menschen in seinem Ort unterscheiden.

Aktuelle wissenschaftliche Untersuchungen weisen nach, dass jeder vor allem durch seinen Lebensstil seinen Alterungsprozess auffällig beschleunigen, aber auch beträchtlich verlangsamen kann. Ein Viertel der über 80-Jährigen fühlt sich heute gesund. Nach dem Motto: „Mit 80 auf dem Fahrrad anstatt im Rollstuhl!“

Am 28. Mai 2014 feierte Marko Feingold, Präsident der Israelitischen Kultusgemeinde Salzburg, seinen 101. Geburtstag. 1938 in Wien verhaftet, gelang ihm zuerst die Flucht, kam dann aber in die Konzentrationslager Auschwitz, Dachau und Buchenwald. Nach 1945 baute er in Salzburg ein Textilgeschäft auf, das er jahrzehntelang führte. Seit den achtziger Jahren hält er in vielen Ländern Vorträge über den „Holocaust". Besonders auch in Schulen! Gefragt, was ihn solange am Leben hielt, sagte er: „Mein ungebrochener Lebenswille" und mein Humor!"

Individuelle Bedingungen für ein gesundes, hohes und aktives Alter

Neben biologischen und sozialpsychologischen Bedingungen des Alters, die mehr oder minder deutlich jeden Menschen betreffen, spielen auch die Erbanlagen eine bedeutende Rolle. Wer aus einer Familie stammt, deren Mitglieder im Durchschnitt ein hohes Alter erreichen, hat gute Aussichten, ebenfalls alt zu werden und dabei lange Zeit uneingeschränkt gesund zu bleiben.

Große Bedeutung kommt beim Altern neben den Erbanlagen den seelischen Einflüssen zu. Wer dauernd unter zu hohem Stress steht, keine Zeit für Entspannung findet und sozial isoliert lebt, d.h. einsam ist, dem geht der wichtige Faktor Lebensfreude ab. Das kann das Altern von Seele, Geist und Körper erheblich beschleunigen.

Grundsätzlich leben Verheirate länger als Ledige, Geschiedene oder Verwitwete. Bei Verheirateten liegt die durchschnittliche Lebenserwartung um rund fünf Jahre höher als bei Unverheirateten. Und Kinder verlängern das Dasein!

Bewegung und Sport können das Leben um mehrere Jahre verlängern. Damit ist Bewegung ein herausragender Faktor für ein langes Leben. Das gilt nicht für den Leistungssport!

Schließlich entscheidet auch noch der Wohnort mit über das Altern. Wer auf dem Land lebt, hat bessere Aussichten auf eine hohe Lebenserwartung als der Bewohner einer Großstadt.

Empirische Untersuchungen an Hundertjährigen brachten folgendes Ergebnis: Sie bevorzugten vegetarische Kost, haben nie übermäßig viel gegessen, tranken wenig oder gar keinen Alkohol und arbeiteten körperlich manchmal sehr hart. In ihren Familien gab es keinen Stress, viel Lebensfreude und Zuneigung! Selten waren sie krank.

Die erheblichen Unterschiede in der Lebenserwartung liegen in einer Kombination von genetischen, umweltbedingten und psychologischen Faktoren, die heute noch nicht hinreichend geklärt sind.

Die biologischen Grenzen des Menschenlebens

Um hundert Jahre und älter zu werden, sollte man in Vilcacomba in Ecuador wohnen. Dort feiere jeder dritte Einwohner angeblich seinen 100. Geburtstag. In den USA soll es über 50 000 Hundertjährige geben. Für dieses hohe Alter von so vielen Menschen gibt es keine zuverlässigen Angaben. In Deutschland mit seinen über 81 Millionen Einwohnern waren laut "Max-Planck-Institut für demographische Forschung" in Rostock 2006 etwa 6000 Personen älter als 100 Jahre.

Die biologische Grenze eines Menschenlebens liegt etwa bei 120 Jahren. Schon die Bibel hat vorgegeben. „Ich will ihm als Lebenszeit geben hundertundzwanzig Jahre" (Genesis, 1. Moses, Kapitel 6, Vers 3). Die Schulmedizin und die Ayurvedamedizin, die Wissenschaft vom langen Leben, billigen wie die Bibel dem Menschen nicht mehr als 120 Jahre zu.

Die Fachautoren der Anti-Aging- und Präventivmedizin beschäftigen sich mehr mit dem Thema, was das Leben verkürzt und weniger mit der Frage, warum Menschen ein so hohes Alter erreichen können. In der Gerontologie (Altersforschung) gibt es für die Ursachen der Langlebigkeit keine gesicherten Daten. Immer noch geben die weit über Hundertjährigen der Welt für ihr langes Leben Rätsel auf.

Am 21. Februar 1875 wurde in Arles (Südfrankreich) ein Mädchen mit dem Namen Jeanne Calment geboren. 1945, am Ende des Zweiten Weltkrieges, war sie mit 70 Jahren schon längst im Rentenalter. Madame Calment lebte noch weitere 50 Jahre in ihrer Heimat, ehe sie am 4. August 1997 gestorben ist. Sie wurde 122 Jahre alt. Gibt es heute auf der Welt Menschen, die es ihr gleichtun?

Als einer der ältesten Menschen mit einem dokumentierten Geburts- und Todesjahr gilt der Japaner Shigechiyo Izumi. Er starb 1986 im Alter von 120 Jahren. Er ist und bleibt eine Ausnahmeerscheinung. Länger kann der Körper eines Menschen den Umwelteinflüssen, den Lebensbedingungen vor Ort, nicht standhalten. Seine Uhr läuft unwiderruflich ab.

Warum sterben Männer früher?

Von der Zunahme der Lebenserwartung in der deutschen Bevölkerung im vergangenen Jahrhundert haben Männer weniger profitiert als Frauen. Sie starben nach genau geführten Statistiken sechs bis acht Jahre früher. Die Gerontologie bemüht sich, die Ursachen für diese Geschlechtsunterschiede aufzudecken.

Zu den wichtigsten Ursachen für den früheren Tod der Männer zählen Herz-, Gefäß- und Kreislauferkrankungen, Krebs, Unfälle und Selbstmord. Zwar sind Herz- und Kreislaufprobleme bei Männern und Frauen die häufigste Todesursache, doch die Männer trifft es schon in jüngeren Jahren. In der Regel werden sie aus der Mitte des Lebens herausgerissen.

Männer leben ungesünder! Sie rauchen häufiger als Frauen, nehmen mehr Drogen und achten weniger auf gesunde Ernährung. Als Jugendliche treiben sie in der Regel mit Begeisterung Sport. Wenn sie erwachsene Männer sind, bewegen sie sich kaum noch. In ihrer Freizeit bleiben das Fahrrad in der Garage, die Turnschuhe im Schrank, die Skibretter im Keller. Viele Männer kennen nicht die möglichen Risikofaktoren für ihr Leben. Sie gehen nie zu einer Vorsorgeuntersuchung. Diese Tatsache bringt sie vor allem einem frühen Tod näher.

Zur Berechnung des Lebensalters

Viele Altersforscher stellen in ihren Arbeiten Möglichkeiten dar, das Leben zu verlängern und zählen die Risiken auf, das Leben zu verkürzen. Trisha Macnair, eine englische Ärztin, wirft in ihrem Buch „Unsterblichkeit für Anfänger“ viele Fragen auf. Lebt z. B. länger, wer optimistisch ist und sich gut fühlt? Oder verkürzt Stress mit Schlafstörungen das Leben? Diese Fragen sind so umfassend, dass sie wissenschaftlich nur schwerlich zu erklären sind. Der Zusammenhang zwischen einem täglich hohen Zigarettenkonsum und der Sterberate ist eindeutig. Die positiven und negativen Auswirkungen von Gefühlen lassen sich als Alterungsfaktoren nur schwer in Zahlen fassen. Zufriedenheit und Glück stellen für jeden Menschen etwas anderes dar. Aber wir wissen: Glückliche Menschen haben mehr Freunde und bessere Beziehungen, eher eine dauerhafte Partnerschaft und eine stabile Ehe. Diese Faktoren nehmen großen Einfluss auf unsere Lebenszeit.

Besonders die Gene beeinflussen auf vielfältige Weise die Zeit, wie wir leben und wie lange wir leben. Wir sind aber dem genetischen Schicksal nicht hilflos ausgeliefert. In vielen Lebensbereichen – von der Art, wie wir uns ernähren, über Bewegung und Sport und der Prävention von Alterserkrankungen durch Früherkennung – können wir ein gesundes und langes Leben erwarten.

In den USA gibt es schon seit Jahren Tests, mit denen man das Lebensalter berechnen kann. Jetzt hat das "Deutsche Institut für Altersvorsorge" einen Test entwickelt, der einen Blick in die Zukunft erlaubt. Die Internetadresse: www.wie-alt-werde-ich.de! Mit Hilfe von einzelnen Faktoren im Lebensstil kann sich jeder individuell ausrechen, wie viel Jahre er noch leben wird.

Experten von Omneda, dem führenden Gesundheitsportal im Internet, stellten einen Test ins Netz, der uns verrät, welches biologische Alter wir erreicht haben. Die Internetadresse: www.omneda.de. Der "Omneda-Test" zeigt uns, dass jeder Mensch anders altert. Das biologische Alter entspricht ab dem 30. Lebensjahr in der Regel nicht dem Geburtsdatum.

Im folgenden Teil werden in einer Übersicht grobe Anhaltspunkte gegeben, um wie viele Jahre ein Faktor die Lebenszeit verkürzen oder verlängern kann. Wenn man eine durchschnittliche Lebenszeit als Frau mit 85 Jahren, als Mann mit 80 Jahren ansetzt und zu den Jahren jeden Faktor, der auf einen zutrifft, dazuzählt oder abzieht, erhält man einen Hinweis, wie alt wir werden. Aber es ist nur eine Schätzung! Gesundheit und Leben sind so vielfältig, als dass ein seriöser Altersforscher die Lebenszeit eines Menschen exakt voraussagen könnte. Von den Risikofaktoren, die das Leben verkürzen können, gibt es, genetisch und durch den individuellen Lebensstil bedingt, starke Abweichungen.

Kettenrauchen	~ 10 Jahre
Exzessiver Alkoholkonsum	~ 10 Jahre
Keine festen Lebensgewohnheiten im Alltag	~ 9 Jahre
Keine Bewegung, kein Sport	~ 9 Jahre
Verzicht auf Vorsorgeuntersuchungen zur Früherkennung von Erkrankungen	~ 9 Jahre
Unzureichend behandelte chronische Erkrankungen	~ 8 Jahre
Nicht bewältigte Konfliktsituationen (zerrüttete Ehe, Probleme mit den Kindern und Verwandten)	~ 8 Jahre
Permanenter Stress	~ 7 Jahre
Keine Religiosität, kein Glaube	~ 7 Jahre
Negative Lebenseinstellung (Schwermut)	~ 7 Jahre

Kein Freundes~ und Bekanntenkreis,	~ 6 Jahre
Keine Pflege der Zähne	~ 6 Jahre
Einseitige Ernährung	~ 5 Jahre
Schlafmangel	~ 5 Jahre
Diabetes mellitus	~ 5 Jahre
Hoher Blutdruck	~ 5 Jahre
Extremsport	~ 5 Jahre
Fleisch von Masttieren	~ 4 Jahre
Zu wenig Obst und Gemüse	~ 4 Jahre
Zu viele tierische Fette	~ 4 Jahre
Keine geistigen Aktivitäten (nur TV-Konsum)	~ 4 Jahre
Niedriger sozialer Status (z.B. Hilfsarbeiter)	~ 4 Jahre
Starkes Übergewicht (Fettleibigkeit)	~ 4 Jahre
Osteoporose	~ 3 Jahre
Leben in der Großstadt	~ 3 Jahre
Keine Schutzimpfungen (z. B. Tetanus)	~ 3 Jahre
Lärmbelastung	~ 2 Jahre
Geringes Selbstwertgefühl	~ 2 Jahre

Das "Deutsche Krebsforschungszentrum" in Heidelberg untersuchte über einen längeren Zeitraum 22.000 Personen und berechnete ihre Lebenszeit Die Ergebnisse! Kein Alkohol, kein Nikotin, normales Gewicht, wenig rotes Fleisch und keine Wurstwaren. Männer, die so leben, können im Vergleich zu Männern, die einen ungesunden Lebensstil pflegen, bis zu 17 Jahre älter werden. Bei Frauen beträgt der Unterschied 13 Jahre. Am meisten Lebenszeit kostet nach den Berechnungen von Epidemiologen das Nikotin. Es verkürzt das Leben von Männern im Durchschnitt um zehn, das von Frauen um sieben Jahre.

„Weise Lebensführung gelingt keinem Menschen durch Zufall.
Man muss so lange man lebt, lernen, wie man leben soll."
(Seneca, römischer Philosoph und Politiker, 4 v. Chr. - 65 n. Chr.)

5. Jungbleiben fängt im Kopf an

Älter werden hat nicht nur mit biologischen Veränderungen zu tun, sondern auch mit der inneren Einstellung. Wer so lange wie möglich aktiv im Leben steht, sich geistig fit und seelisch gesund hält, bleibt auch länger jung. Forschungen zeigen, dass Menschen mit einem hohen geistigen Engagement und psychischem Elan im Durchschnitt älter werden. Auch heute beeindruckt uns noch der römische Kaiser Marc Aurel (161 - 180 n. Chr.), ein „Philosoph" auf dem Thron, mit seinen „Selbstbetrachtungen":

"Man wird nicht alt, weil man eine gewisse Anzahl Jahre gelebt bat: Man wird alt, wenn man seine Ideale aufgibt. Die Jahre zeichnen zwar die Haut – Ideale aufgeben aber zeichnet die Seele. Vorurteile, Zweifel, Befürchtungen und Hoffnungslosigkeit sind Feinde, die uns nach und nach zur Erde niederdrücken und uns vor dem Tod zu Staube werden lassen. Jung ist, wer noch staunen und sich begeistern kann. Wer noch wie ein unersättliches Kind fragt: Und dann? Wer die Ereignisse herausfordert und sich freut am Spiel des Lebens."

"Ihr seid so jung wie euer Glaube. So alt wie eure Zweifel. So jung wie euer Selbstvertrauen. So jung wie eure Hoffnung. So alt wie eure Niedergeschlagenheit! Ihr werdet jung bleiben, so lange ihr aufnahmebereit bleibt: Empfänglich fürs Schöne, Gute und Große; empfänglich für die Botschaften der Natur, der Mitmenschen. Sollte eines Tages euer Herz belastet werden von Pessimisten, zernagt von Zynismus, dann möge Gott Erbarmen haben mit eurer Seele – der Seele eines Greises."

Bereits der berühmte Theologe und Philosoph Thomas von Aquin hat gesagt, dass Trägheit traurig macht. Die Lebensfreude ist eine Voraussetzung für jugendliches Denken und Fühlen. Cicero, römischer Staatsmann und Philosoph (106 - 43 v. Chr.), schrieb bereits vor zweitausend Jahren: „Das Alter kann die größte Freude bereiten. Nur der künstlerische und wissenschaftliche Eifer muss so lange andauern wie das Leben selbst". Andreas Kruse, Professor der Gerontologie an der Universität Heidelberg, sagte zum Weltgesundheitstag 1999 in seinen „Regeln für gesundes älter werden":

„Bewahren Sie die Fähigkeit, sich an schönen Dingen im Alltag zu erfreuen. Beachten Sie, dass Sie sich bei aktiver Lebensführung und positiver

Lebenseinstellung gesünder fühlen. Wenn Sie eine persönlich ansprechende Aufgabe gefunden haben, wenn Sie sich an schönen Dingen im Alltag freuen können und wenn Sie in belastenden Situationen nicht resignieren, dann bleibt auch Ihr gesundheitliches Wohlbefinden eher erhalten."

Die aktive Teilnahme am Leben

Wenn wir das Altwerden nur als Verlust an Energie und Interessen betrachten, machen wir das Alter selbst zum Problem. Ein Geheimnis der Jugendlichkeit liegt immer in der Fähigkeit sich begeistern zu können. Wer sich für etwas begeistern kann, hat sich eine wichtige Quelle für die Lebenskraft erschlossen. Diese Energie kann sich auf soziale, politische, wissenschaftliche oder musisch-künstlerische Bereiche beziehen. Die Entscheidung soll sich an den zentralen Fragen orientieren: Was will ich noch tun, erfahren, wissen, lernen? Wonach hat es mich schon immer gedrängt?

Die Neugierde ist gesund und erhält jung. Wenn man sich seinen Wissensdurst, auf welchem Gebiet auch immer, stillt, bleibt man mit Sicherheit geistig sehr lebendig Das neu erworbene Wissen sollte man nicht für sich behalten, sondern sich mit Bekannten und Freunden darüber austauschen. Jede Art von Gespräch, ob nach dem Lesen von Büchern, dem Studium von Fachliteratur, nach dem Konzert- Theater- oder Museumsbesuch bringt neue Anregungen. Die inhaltliche Diskussion eines Themas, das Für und Wider in der Argumentation schult das Denk- und Sprachvermögen und beugt dem geistigen Leistungsabbau vor. Winston Churchill sagte: „Setzen Sie sich nie, niemals zur Ruhe!" Im Folgenden finden sich Beispiele für geistige, kreative und soziale Aktivitäten, die man gut mit den zunehmenden Jahren wählen kann:

- Mitarbeit in Selbsthilfeorganisationen, z. B. in einer „Wissensbörse" oder bei einem Expertenservice. (Hier stellt man jüngeren Kollegen seine gesammelten Erfahrungen, das über Jahre gespeicherte Wissen zur Verfügung).
- Mitarbeit in einer sozialen Einrichtung, z. B. Mitarbeit in der Telefonseelsorge, in der freiwilligen Krankenbetreuung, als Schöffe in Gerichtsverfahren, Mitarbeit bei der Pflege und Betreuung von Tieren im Tierheim.
- Engagement in Vereinen, Verbänden und Parteien mit der Übernahme von Ämtern, z. B. als Handballtrainer, als Kassenwart, als Organisator für Veranstaltungen.
- Ehrenamtliche Aktivitäten im Umwelt- und Naturschutz, in der Jugendarbeit

und bei Rettungsdiensten, z. B. Betreuung von alleinstehenden chronisch Kranken.

- Auffrischungen alter Sprachkenntnisse bzw. Erlernen einer neuen Fremdsprache, z. B. mit dem Ziel, klassische Werke der Weltliteratur im Original zu lesen. (Wie wäre es mit „Don Quijote“ von Cervantes in Spanisch?)

- Lesen von Zeitungen, Fachmagazinen und anspruchsvollen Sachbüchern mit Diskussionen in der Familie und unter Freunden (eventuell Abfassen von Leserbriefen).

- Studium als Gasthörer in einer Hochschule bzw. Universität, z. B. Besuch von Vorlesungen und Seminaren der Literatur- und Kulturwissenschaften, z. B. Archäologie, Ägyptologie, Byzantinistik, Germanistik usw.

- Teilnahme an Kursen der Volkshochschule, z. B. an den Programmen „English Intermediate Conversation“, „Conversation francaise“, „Conversatiõn española“ usw.

- Kunstgewerbliche Arbeiten, z. B. Silber schmieden, Glasperlen wickeln, Körbe flechten, Kleinmöbel restaurieren, Figuren aus Pappmaché herstellen, Osterkränze aus Stroh, Moos, Weiden oder Rindenstücken fertigen usw.

- Schulung zum aktiven Nutzen der Informationstechnologie, z. B. über „free-mail im world-wide-web“, oder man erlernt, eine eigene Homepage zu erstellen und zu gestalten.

- Besuch von Theater- und Konzertaufführungen, Filmveranstaltungen und Ausstellungen jeder Art, z. B. Besuch von antiken Sammlungen.

- Sammeln von Waldpilzen, Heilkräutern und essbaren Wildpflanzen, z. B. Bärlauch, Sauerampfer, Brunnenkresse, Löwenzahn usw.

- Teilnahme an Gottesdiensten und aktive Mitarbeit in der Gemeinde. Glaube vermittelt ein Gefühl der Beständigkeit, gibt Antwort auf grundlegende Fragen des Daseins, ist damit sinnstiftend und fördert seelische und geistige Ausgeglichenheit. Die Kirchengemeinden bieten ein breites Spektrum von Veranstaltungen an, z. B. Bibelabende, Studienreisen, Wanderungen usw.

Geistige Aktivität bis ins hohe Alter

Nach Ansicht führender Experten erreicht der Mensch seinen geistigen und kreativen Höhepunkt erst im Alter von 65 bis 75 Jahren. Bisweilen brauchen ältere Menschen erst nur jemanden, der sie ermutigt, brachliegende Interessen wieder aufzunehmen oder vergessene Talente neu zu entdecken. Vor dem Eintritt in das Rentenalter hatte der Beruf keine Zeit zum Nachdenken gelassen.

Als Professor Ernst-Ludwig Winnacker, Präsident der "Deutschen Forschungsgemeinschaft", seinen 60. Geburtstag feierte, sagte er in einem Interview der „Süddeutschen Zeitung" u. a.: „Altern hat mit Genetik zu tun – also sollte man bei der Auswahl seiner Eltern vorsichtig sein" Darüber hinaus wäre es natürlich gut, die Risiken in den Griff zu bekommen: einigermaßen gesund leben, einigermaßen gesund essen. Das Wichtigste ist aber die geistige Beschäftigung. Ich lerne Gedichte auswendig, lese sie laut und repetiere. Beim Klavierspielen versuche ich auswendig zu spielen."

Der Altersforscher Christoph Rott weist darauf hin, dass die geistigen Fähigkeiten bis weit über das 75. Lebensjahr hinaus im Wesentlichen intakt bleiben und mögliche Einbußen durch Training ausgeglichen werden können. Von Vorteil sei bereits eine komplexe und intellektuell anregende Umgebung und ein flexibler Lebensstil in den mittleren Jahren. „Die persönlichen Unterschiede zwischen den Menschen und ihren Lebensstilen werden besonders im Alter deutlich", erklärt Rott. Es gebe daher nicht den 65- oder 75-jährigen. Viele Menschen altern vorzeitig, weil sie sich innerlich für das alt sein entschieden haben. Andere wählen einen besseren Weg: Sie denken sich „jung".

Ab etwa 45 nehmen beim Menschen einige Hirnleistungen ab: So gehen die Konzentrations- und Reaktionsfähigkeit zurück, das Kopfrechnen und der rasch aktivierbare Sprachschatz. Der ältere Mensch kann mit seiner Lebenserfahrung einiges davon ausgleichen. In vielem hat er sehr viel mehr Routine und Umsicht. Und wenn er sich geistig fit gehalten hat, nimmt er es auch noch im hohen Alter mit den Jüngeren auf. Die Leistung des Gehirns mag in späteren Lebensjahren geringer sein, der Kreativität aber sind kaum Altersgrenzen gesetzt. Vergegenwärtigen wir uns nur, wie viele Wissenschaftler, Politiker, Schriftsteller und Schauspieler mit 70, 80 Jahren und älter noch geistige Höchstleistungen vollbrachten! Der Bildhauer, Maler und Architekt Michelangelo erhielt mit 71 Jahren die Bauleitung über den Petersdom. Verdi beendete mit 80 Jahren seine Oper „Fallstaff". Und Goethe arbeitete mit 81 Jahren an seinem „Faust II". Sofern die körperlichen wie geistigen Voraussetzungen gegeben sind, stehen auch noch im hohen Alter alle Möglichkeiten offen.

Marylin Albert, Medizinpsychologin am Massachusetts General Hospital in Boston, berichtet: „Wir waren früher davon ausgegangen, dass in jedem Bereich des Gehirns täglich Zehntausende von Gehirnzellen absterben. Das stimmt aber nicht! Der Schwund im Alter ist keinesfalls so dramatisch, wie bisher angenommen. Außerdem beschränkt er sich nur auf wenige Teile des Gehirns." Dazu bemerkt ihr Kollege Stanley Rapoport, ein Neurologe: „Zwischen dem 30. und dem 70. Lebensjahrzehnt verliert der Mensch lediglich 10 Prozent der grauen

Zellen. Meine Untersuchungen zeigen deutlich, dass das Gehirn von Senioren auf das Absterben der Zellen mit einer verstärkten Vernetzung der Gehirnzellen reagiert. Wenn man täglich geistig aktiv ist, kann das die geistige Leistungsfähigkeit sogar im fortgeschrittenen Alter erhöhen."

Die gesunde Funktion des Gehirns hängt auch in der zweiten Lebenshälfte stark von äußeren Reizen ab. Deshalb kann all das, was der geistigen Fitness dient, dem Abbau intellektueller Leistungen entgegenwirken. Das Schlagwort „Was man nicht nutzt, verkümmert", gilt auch für das Gehirn. Es muss laufend gefordert werden, damit es nicht in seinen Leistungen nachlässt. Eine Mühe, die sich lohnt! Denn neuere Untersuchungen deuten darauf hin, dass Menschen, die sich für vieles engagieren, eine höhere Lebenserwartung haben und sogar seltener als andere von Alterserkrankungen betroffen sind. Die geistige Vitalität stärkt auch das Selbstbewusstsein und das Selbstvertrauen. Man gewinnt neue Einsichten, fühlt sich sicherer in seinem Urteil und wohler in seiner Umgebung. Schließlich sind vielseitig interessierte Menschen, die über politische, soziale oder kulturelle Entwicklungen auf dem Laufenden sind und eine eigene Meinung dazu haben, auch für andere willkommene Gesprächspartner, deren Gesellschaft man genießt.

Manche Menschen bleiben ein Leben lang in Höchstform. Auf die Frage, wie und warum einige ihren jugendlichen Geist bewahren, andere den wachen Verstand verlieren, gibt Carl T. Corman, Professor von der University of California,die Antwort: „Es ist der rege geistige Lebensstil. Täglich aktiv zu sein, das erhöht die geistige Leistungsfähigkeit." Corman gewann diese Erkenntnis nach Untersuchungen von 20.000 Amerikanerinnen, die bereits über 65 Jahre waren. Der Intellekt ist bei jedem Menschen im Alter trainierbar. Phantasie, Kreativität und Einfallsreichtum kennen keine Altersgrenzen. Lesen und Diskutieren bringen den grauen Zellen mehr als Abende vor dem Fernseher.

Neues Lernen in der zweiten Lebenshälfte

Wer eine neue Fremdsprache oder ein neues Instrument lernt, ein Seniorenstudium an der Universität aufnimmt oder regelmäßig eine Malschule besucht, gewinnt in vielerlei Hinsicht. Das zeigte 2012 eine Langzeitstudie, an der vornehmlich das "Deutsche Institut für Erwachsenenbildung" beteiligt war und die erhobenen Daten aus zehn europäischen Ländern auswertete. Demnach schenkt das späte Lernen u. a. einen Zuwachs an Wohlbefinden sowie an Selbstvertrauen, und es vergrößert das soziale Netz.

Wenn ein Muskel nicht laufend beansprucht wird, verkümmert er. Das gleiche gilt auch für das Gehirn. Seine Funktionen bleiben nur erhalten, wenn sie dauernd in Anspruch genommen werden. Wenn das nicht geschieht, lässt die geistige Leistungsfähigkeit nach. Die Synapsen, die Übergangsstellen vom zentripetalen zum zentrifugalen Ast der nervösen Reflexbögen, verkümmern. Die geistige Leistungsfähigkeit lässt nach.

Man sollte auch im fortgeschrittenen Alter in jedem Fall geistige Aktivitäten fortführen, die man in jüngeren Lebensjahren ausgeübt hat. Andreas Kruse schrieb in seinen „Regeln für gesundes Älterwerden“: „Fragen Sie sich, inwieweit Sie im Alter daran anknüpfen möchten. Nutzen Sie die Zeit im Alter, Neues zu lernen! Sie können auch im Alter Gedächtnis und Denken trainieren. Setzen Sie sich bewusst mit Entwicklungen in Ihrer Umwelt (z. B. im Bereich der Technik, der Medien, des Verkehrs) auseinander und fragen Sie sich, wie Sie diese Entwicklungen für sich seihst nutzen können!”

Der Umgang mit modernen Kommunikationstechnologien, wie dem Internet, kann nach einer Studie der Universität Erlangen-Nürnberg – sie wurde 2002 durchgeführt – das Gehirn älterer Menschen hervorragend trainieren. Das Internet ist für das Gehirn ein regelrechtes Fitnessstudio älterer Menschen. Lernpsychologische Studien der University of California in Los Angeles haben ergeben: Das Surfen und vor allem das gezielte Suchen von Inhalten im Netz aktiviert wichtige Gehirnareale. Deutlich besser als zum Beispiel das Lesen von Büchern!

Optimisten leben gesünder und länger

Psychologen sind sich einig: Um gesund zu altern, ist es wichtig, optimistisch in die Zukunft zu schauen. Jugendliche, frische Vitalität ist eine Frage der inneren Haltung. Wir sollten immer versuchen, das Positive im Leben zu sehen. Auch im Alter! Eine solche Sichtweise hat einen erheblichen Einfluss auf bestimmte hormonelle Prozesse und das Immunsystem. Erst allmählich entdeckten Forscher das komplizierte Zusammenspiel zwischen Körper und Seele.

Eine Studie des John-Hopkins-Zentrums für Gesundheitsvorsorge in Baltimore/USA belegt, dass von Optimismus getragene Menschen ein geringeres Risiko haben, Herzkrankheiten zu bekommen. Wissenschaftler, allen voran das Team um Diane S. Becker, untersuchten zwölf Jahre lang die Gesundheit von 600 Frauen und Männern zwischen 30 und 59 Jahren. Neben den typischen Risikofaktoren wie falsche Ernährung, Rauchen, Bewegungsmangel usw. berücksichtigte man auch die Lebenseinstellung der untersuchten Personen. Das Ergebnis der Langzeitstudie: Menschen, die zuversichtlich in die Zukunft blicken, erleiden seltener einen Herzinfarkt, erkranken seltener im Herz- und Kreislaufsystem als die Pessimisten.

Im Blut von Optimisten fanden Anti-Aging Mediziner mehr als doppelt so viele Immunzellen wie bei Pessimisten. Der Grund: Durch eine positive Lehenseinstellung werden im Körper die Endorphine freigesetzt. Diese Glückshormone stabilisieren das Immunsystem. Auch das Gehirn eines Optimisten funktioniert effektiver als das eines Pessimisten. Bei einem Experiment zeigte sich, dass das Gehirn von Pessimisten fortwährend schädliche Stresshormone ausschüttet. Optimisten blieben beim gleichen Test dagegen ganz gelassen und ihre intellektuellen Leistungen liegen um ein Vieles höher.

Eine amerikanische Großstudie zeigt, dass Pessimisten oft einen erhöhten Blutdruck haben. Der US-Psychologe Martin E. Seligman erklärt dies so: Schwarzseher setzen sich selbst so sehr unter Druck, dass ihre Nebennierenrinden zu viele gefährliche Stresshormone ausschütten. Cortisol, das Stresshormon schlechthin, schädigt auf Dauer nicht nur Herz und Immunsystem. Es schwächt auch das Gedächtnis und fördert Depressionen. Das optimistische Denken funktioniert hingegen ähnlich wie ein Placebo, das ein wirkungsloses Scheinmedikament ist. Wie bei Placebos ist auch beim Optimismus der Glaube an seine Wirkung der einzige Wirkstoff. Seligman: „Wie groß die Macht der Gedanken ist, sieht man schon daran, dass ein hypnotisierter Mensch tatsächlich Brandblasen bekommt, wenn man ihm suggeriert, dass ein glühend heißes Geldstück auf seiner Hand liegt. Selbst wenn diese Münze eiskalt aus einem Tiefkühlfach kommt."

Pessimisten neigen dazu, sich immer mit Menschen zu vergleichen, die viel erfolgreicher oder wohlhabender sind als sie selbst. Das führt dazu, dass sie sich noch unglücklicher fühlen. Optimisten vergessen dagegen nie, dass es sehr vielen Leuten sehr viel schlechter geht als ihnen. Die Folge: Das eigene Leben erscheint einem gleich viel schöner.

Optimisten halten an ihren Zielen fest. Welche Hindernisse sich ihnen in den Weg stellen, das ist für sie nicht so wichtig! Denn wenn man etwas wirklich erreichen will und fest daran glaubt, kann man ungeahnte Kräfte entwickeln. So hat man Krebspatienten beobachtet, die so überzeugt waren, geheilt zu werden, dass der Krebs trotz schlechter Prognosen tatsächlich verschwand.

Psychologische Studien zeigen, dass Optimisten auch deshalb positiver durchs Leben gehen, weil sie sich bei Rückschlägen auf ein dichtes soziales Netz verlassen können. Das gute Gefühl, in einer Familie geborgen zu sein und/ oder echte Freunde zu haben, gibt ihnen die nötige Sicherheit, um immer wieder neue Risiken eingehen zu können. Denn sie wissen, dass sie von einem sozialen Netz aufgefangen werden.

Einsamkeit als häufiges Problem im Alter

Nach Langzeitstudien, die Experten der Psychosomatik am Münchner "Helmholtz-Zentrum" durchführten, sollen sich 17 Prozent der 65-jähigen in Deutschland einsam fühlen. Viele Ärzte sind überzeugt, dass Alterseinsamkeit für die Gesundheit erhebliche Folgen nach sich ziehen kann. Lang anhaltende Gefühle der sozialen Isolation können mit Bluthochdruck, Schlafstörungen, Depressionen und vor allem mit einen beschleunigten kognitiven Abbau einhergehen. Wer sich einsam fühlt, leidet unter chronischem Stress, der für den gesamten Organismus schädliche Konsequenzen hat. So kann z. B. die Immunabwehr erheblich eingeschränkt sein. Einsamkeit begünstigt – das steht fest – Herzerkrankungen.

Eine kardiologische Studie aus Schweden wies 2004 nach, dass bei Menschen mit geringer sozialer Beziehung das Herzinfarktrisiko um fast 70 Prozent erhöht ist (Sundquist. K.: Social participation and Cornorary heart disease, a follow up Studie of 6.900 women and men). Soziale Beziehungen schützen nicht nur vor Herzinfarkten, sondern wirken sich auch sehr positiv auf das Immunsystem aus, wie Ärzte der Naturheilkunde immer wieder feststellen. Selbstverständlich können gute soziale Beziehungen nicht alle Gesundheitsprobleme lösen und bestimmte Erkrankungen verhindern. Aber sie sind ein wichtiges Fundament für ein gutes Leben und können vorzeitig bestimmte Erkrankungen verhindern.

Einsamkeit kann uns von Jugend an bis ins hohe Alter begleiten. Mit zunehmenden Alter wird die Wahrscheinlichkeit größer, dass starke Veränderungen in unser Leben eintreten, die zu einer Isolation führen. So können wir z. B. enge Verwandte und Freunde durch einen vorzeitigen Tod verlieren. Kinder ziehen in ein anderes Bundesland und wir können sie nicht mehr sehen. Ernsthafte chronische Erkrankungen binden uns an das Haus, an die Wohnung. Ob wir im Alter vereinsamen oder nicht hängt größtenteils von praktischen Überlegungen ab. Es gilt, individuelle Wege zur Lösung der Einsamkeitsproblematik zu finden. Beispiele:

- Haustierhaltung, z. B. Hund, Katzen
- Engagement in der Nachbarschaftshilfe, z. B. als „Leihoma"
- Ehrenamtliche Tätigkeit bei Vereinen
- Seniorenforum im Internet
- Seniorenstudium an der Universität
- Besuch von Sprachkursen an der Volkshochschule

Aushilfe in einem Geschäft, z. B. an der Kasse eines Museumsladens
Mithilfe bei karitativen Einrichtungen, z. B. bei der „Tafel“

Es gibt kein allgemeines Maß, wie viel der Einzelne an menschlicher Nähe und an Freunden braucht. Es gibt Menschen, die bewusst und gerne alleine sind, aber sie dürften eher die Ausnahme bilden. Eine gewisse Anzahl an Verwandten, Freunden und Bekannten scheint unverzichtbar. Wenn man unter Einsamkeit leidet, verliert man seine Vitalität, neigt zu Traurigkeit und Depressivität bis hin zu Angst- oder gar Panikgefühlen. Psychosomatische Beschwerden sind die Folge. In welcher Weise ein intaktes Familienleben, Freundschaften und Kontakte verjüngend und lebensverlängernd wirken, zeigen Studien in Kalifornien. Um etwa sieben Jahre leben die Menschen länger, die sich die Fähigkeit erhalten, neue soziale Kontakte zu knüpfen und dauerhafte Bindungen mit anderen Menschen pflegen.

Dean Omish, der weltweit bekannte amerikanische Herzspezialist, zeigt in seinen Büchern deutlich die Folgen der Einsamkeit auf. Wer als Kind zu wenig Liebe bekam, wer keine Freunde hat und kaum Kontakte zu Verwandten pflegt, hat ein deutlich erhöhtes Risiko für fast jede Krankheit, von Arthritis bis Krebs, und stirbt früher. Ornish wörtlich: „Einsamkeit ist so giftig wie eine Cheeseburger-Diät. Sie schädigt Herz und Blutgefäße, macht krank.“ Eine Langzeit-Untersuchung in Kalifornien bestätigte die Forschungsergebnisse von Ornish: Menschen mit gutem Kontakt zu Verwandten und Freunden leben trotz manchmal ungesunder Lebensweise deutlich länger als gesundheitsbewusste Einsame. Die Formel könnte lauten: Je wohler sich ein Mensch fühlt, desto besser ist seine Immunabwehr. Der Mensch ist von Natur aus ein geselliges Wesen. Er braucht Zuwendung und Kontakte wie die Luft zum Atmen. Fehlt die menschliche Nähe, ist das Dauerstress für den Körper – und der macht krank. Nach einer Studie von Ärzten der Universität von Chicago liegt der Blutdruck bei einsamen Menschen um bis zu 30 Millimeter auf der Quecksilbersäule (mmHg) höher als bei Personen mit vielen sozialen Kontakten.

Sozialpsychologen der Ludwig-Maximilians-Universität München sind überzeugt, dass Freunde für die Gesundheit und das Wohlbefinden besser sind als die meisten Ehepartner und viele Verwandte. Wer sich von seinen Freunden verstanden fühlt, schont sein Herz und die Gefäße, stärkt sein Immunsystem und ist weniger anfällig für Krankheiten. Wie stark diese Wirkung ist, zeigen Untersuchungen von Menschen, die keine Freunde haben und einsam durch das Leben gehen. Sie erleiden früher einen Herzinfarkt, haben ein schwächere Abwehr, bekommen mehr Infektionen und erkranken häufiger an Depressionen. Das alles kann die Lebenserwartung so stark verkürzen, dass einsame Menschen einem ebenso hohen Risiko ausgesetzt sind, früher zu sterben als starke Raucher.

Schatten über der Seele

Die Weltgesundheitsorganisation bezeichnet „die Gesundheit als einen Zustand uneingeschränkten körperlichen, geistigen und sozialen Wohlbefindens und nicht nur als frei sein von Krankheiten." Es versteht sich von selbst, dass eine solch definierte Gesundheit wohl schwerlich zu erreichen ist. Die Biografie jedes Menschen besteht aus Veränderungen, Einschnitten, Brüchen – und unvorhergesehenen Ereignissen. Viele dieser Veränderungen werden, wenn negativ empfunden, von starken persönlichen Krisen und quälenden Gefühlen begleitet. Irritation und Verunsicherung, Wut, Trauer und Verzweiflung können sich einstellen. Negative „Brüche" und Veränderungen belasten empfindliche Personen bis in die Tiefenschichten ihrer Seele. Ganz besonders schwer zu verarbeiten sind Veränderungen, für deren Eintreten man keine Schuld trägt: z. B. schuldlose Trennung vom Partner, schwere Krankheitsfälle, wie Krebs, Schlaganfall, Beinamputationen bei Diabetes usw. Besonders hart ist der Tod von geliebten Familienmitgliedern.

Schafft man es nicht, bei seelischen Krisen aus dem Tal der Tränen heraus zu kommen, können sich seelische Dauerstörungen und seelische Erkrankungen entwickeln. Sie entstehen häufig in extremen psychischen Belastungssituationen und werden chronisch, wenn z. B. zum Tod eines Partners, zu einer Scheidung, zu einem schweren Unfall noch negative soziale Faktoren, wie Vereinsamung, Arbeitslosigkeit oder der Kampf um Rentenansprüche hinzukommen.

Untersuchungen der letzten Jahre zu Häufigkeit und Verlauf seelischer Störungen im Alter zeigen, dass nahezu jeder vierte bis fünfte Befragte aktuell an einer behandlungsbedürftigen psychischen Erkrankung leidet. Seelische Dauerstörungen äußern sich im Erleben, Befinden und Verhalten und können die Lebensqualität der Betroffenen und ihrer Angehörigen erheblich beeinträchtigen.

Auf die Frage nach den entscheidenden Ursachen von psychischen Störungen können selbst führende Professoren der Psychiatrie und der klinischen Psychologie keine befriedigende Antwort geben. Ein Teil der Psychiatrie entwickelt heute noch lediglich biologische Krankheitsmodelle. Demnach sind psychische Störungen genetisch bedingt.

Relativ häufig findet man bei Psychologen, vor allem bei Psychotherapeuten, die Meinung, dass die Neigung zu psychischen Störungen durch seelische Schocks (Traumata) in der Kindheit und frühen Jugend erworben wurde.

Depressionen als besonderes Problem im höheren Lebensalter

Depressionen im vorgerückten Alter gehören zu den häufigsten psychischen Erkrankungen. Nach einer Langzeitstudie der Universität Göttingen leiden fast 28 Prozent aller Personen über 65 Jahren ständig an depressiven Verstimmungen. Dabei zeigte sich, dass die Einsamkeit ein wesentlicher Risikofaktor für Depressionen im höheren Lebensalter ist. Nach europäischen Untersuchungen fühlen sich bis zu 35 Prozent der älteren Menschen oft einsam. Chronische Krankheiten begünstigen dann zusätzlich die Entstehung oder Verschlimmerung depressiver Verstimmungen, vor allem wenn sie mit bleibenden Behinderungen oder Funktionsverlust von Organen verbunden sind.

Die Diagnose der Altersdepression ist nicht leicht zu stellen. Ihre Symptome unterscheiden sich deutlich von der Depression im Jugendalter. Nicht die Traurigkeit ist das vorherrschende Krankheitsanzeichen, sondern eine nicht definierbare Eintrübung in der Welt der Gedanken. Bei den Depressionen gibt es unterschiedliche Schweregrade: Leichtere bis mittelschwere depressive Verstimmungen, die sich z. B. vornehmlich in Ängsten, pessimistischen Zukunftsgedanken und Niedergeschlagenheit äußern. Bei einer schweren Depression sind die Betroffenen jeden Tag deprimiert, haben Konzentrations- und Denkstörungen und können keine Freude mehr empfinden. Sie fühlen sich wertlos. Die Gefahr einer schweren Depression ist der Selbstmord. Frauen begehen häufiger Suizidversuche als Männer. Bei ihnen besteht in nahezu allen Untersuchungen ein doppelt so hohes Erkrankungsrisiko für Depressionen im Vergleich zu Männern. Bei allen Formen der Depression ist der Schlaf empfindlich gestört. Er ist nicht nur verkürzt und unruhig, sondern wird als „zerhackt“ beschrieben.

Wann wird eine Depression zur Krankheit? Wann ist eine Verstimmung normal und gehört zu den Gefühlen, die wir alle erleben? Die Übergänge sind fließend. Und auch die Symptome umfassen ein sehr weites Feld. Depressionen wirken nicht nur auf die Stimmung, sie können auch Folgen für das körperliche Wohlbefinden haben. Dazu gehören z. B. Kopfschmerzen, Druckgefühle im Magen und Brustbereich, Essstörungen usw. Experten gehen davon aus, dass mehr als die Hälfte aller depressiven Erkrankungen nicht erkannt und daher auch nicht behandelt wird. Deshalb suchen viele Depressive Halt und Trost bei Drogen, Medikamenten und Alkohol. Folgende Aufstellung gibt einen Überblick über die Anzeichen von Depressionen:

-Gewichtszunahme oder -abnahme
- motorische Unruhe und Schlafstörungen
- Adynamik und Interesselosigkeit
- Gefühle der Wertlosigkeit und Ängste
- Denk- und Konzentrationsstörungen,
- Todeswünsche und Selbstmordideen,
- vermehrte körperliche Beschwerden, z.B. Engegefühl im Hals

Anerkannte Psychologen betonen, dass sich Depressionen in jedem Alter gut behandeln lassen. Auch für eine Psychotherapie ist es nie zu spät. Nach der Altersforscherin Ursula Lehr haben aber viele ältere Frauen Angst, zum Psychotherapeuten zu gehen. Sie sagt: "Das ist umso bedauerlicher als Depressionen im Alter oft fälschlicherweise als Demenz eingestuft werden".

Die Flucht in den Alkohol und der Missbrauch von Medikamenten

Immer mehr ältere Menschen haben Alkoholprobleme. Immer mehr nehmen gegen ihre Einsamkeit Tabletten. Viele kommen mit dem Altern, dem Verlust der früheren Gesundheit und der eingeschränkten Mobilität nicht klar. Oder will man mit Alkohol und Tabletten die Langeweile vertreiben?

Professor Gerhard Bühringer, Professor an der Technischen Universität Dresden, stellte zusammen mit dem Institut für Therapieforschung in München fest: Im Jahr 2013 hatten allein in Bayern etwa 600.000 Menschen über 60 Jahren massive Alkoholprobleme, davon 60.000 in München. Nach dem Jahrbuch 2014 der "Deutschen Hauptstelle für Suchtfragen" sind bereits 1,8 Millionen Menschen in Deutschland alkoholabhängig. Zehn Millionen trinken Alkohol in gesundheitlich riskanten Mengen. 1,4 bis 1,9 Millionen Deutsche sind süchtig nach Arzneien, besonders nach Schlaf- und Beruhigungsmitteln.

Die Sucht nach Medikamenten ist in Deutschland fast genau so verbreitet wie die Abhängigkeit vom Alkohol. Besonders ist der Missbrauch von Medikamenten unter älteren Menschen üblich. Männer lösen ihre Einsamkeit, ihre seelischen Belastungen, ihre Langeweile und ihre vermeintlichen Probleme überwiegend mit Alkohol. Frauen sind im „Stillen" süchtig. Als eine Ursache des Medikamentenmissbrauchs nennt eine Studie der "Deutschen Hauptstelle für Suchtfragen" die nachlässigen ärztlichen „Verschreibungsgepflogenheiten“. Ohne genau nachzufragen, verschreibt man gegen “depressive Verstimmungen“ und Schlaflosigkeit Tabletten für mehrere Monate.

Immer mehr Mensch ab 65 sind nicht nur abhängig von Medikamenten, sondern auch vom Alkohol. In Deutschland gibt es eine weit verbreitete Suchtproblematik. 20 Prozent der Männer und acht Prozent der Frauen zwischen 65 und 80 betrinken sich regelmäßig bis zur Besinnungslosigkeit, wie unlängst das Bundesgesundheitsministerium unter Berufung auf eine Studie des „Robert-Koch-Institutes“ in Berlin mitteilte.

Meist werden für den späten Beginn einer Sucht dramatische Lebensereignisse, wie der plötzliche Tod des Lebenspartners genannt. Auch der Übergang aus dem Berufsleben in die Rente macht Probleme. Damit sind finanzielle Einbußen verbunden oder es droht nicht selten die Einsamkeit. Die Bereitschaft, Einrichtungen der Suchthilfe in Anspruch zu nehmen, ist im Alter gering. So gehören alkoholische Getränke für viele ältere Menschen zum Alltag. Dabei unterschätzen sie leicht die Gefahren, die vom Alkohol ausgehen. Die Alkoholverträglichkeit nimmt im höheren Lebensalter ab. Mit steigendem Alter sinkt der Wasseranteil im Körper. Die gleiche Menge des konsumierten Alkohols verteilt sich im fortgeschrittenen Alter auf immer weniger Körperflüssigkeit und führt zu einem höheren Alkoholpegel. Die Leber braucht länger zum Abbau des Alkohols. Auch im hohen Alter sollte man mit dem Alkohol deshalb verantwortungsvoll umgehen. (Tägliche Alkoholmengen auf Seite 92!)

Ein besonderer Hinweis! Alkoholkonsum bei der Einnahme von Medikamenten kann deren Wirkung verändern. Es gibt Arzneimittel, deren Wirkung durch Alkohol verstärkt, vermindert oder völlig verändert wird. Folgende Medikamente können die Wirkung des Alkohols verstärken: Beruhigungsmittel, Betäubungsmittel, Schlafmittel, Blutdruckmittel, orale Antidiabetika, um nur einige Beispiele zu nennen. Medikamente, die in Kombination mit Alkohol den Magen-Darm-Kanal extrem reizen: Schmerzmittel, Kaliumsalze und Eisenpräparate ! Medikamente, die in Kombination mit Alkohol Blutdruckabfall oder Herz- und Kreislaufstörungen bis hin zum Kollaps verursachen können: Blutdruckmittel, Mittel gegen Herzrhythmusstörungen und durchblutungsfördernde Mittel.

Bei Alkoholproblemen und Medikamentensucht können sich ältere Menschen jetzt Hilfe bei psychosozialen Beratungsstellen holen. Es gibt sie in allen deutschen Städten. In München läuft z. B. bei der Caritas das Projekt „Olderly", das kostenlos ältere Personen über ihre Suchtgefährdung informiert. Hier werden Alkoholsucht und Medikamentenabhängigkeit als sehr ernsthafte Krankheiten angesehen.

Ein großes Problem stellt auch das Rauchen dar. Als Ursache für den Tabakkonsum geben Forscher an, dass mit dem Rauchen sehr positive Wirkungen, z. B. die Förderung von Entspannung, assoziiert werden. Ein tödlicher Irrtum! Wie die WHO, die Weltgesundheitsorganisation, feststellte, sterben in jedem Jahr sechs Millionen Menschen an den Folgen des Tabakkonsums. Dazu kommen noch 600.000 Tote jährlich durch Passivrauchen!

Das gesteigerte Einatmen von Tabakrauch ist ein gesicherter Risikofaktor für folgende Krebsarten: Rachen-, Kehlkopf-, Speiseröhren-, Lungen-, Magen-, Nieren-, Bauchspeicheldrüsen- und Blasenkrebs. Rauchen ist auch ein starker Risikofaktor für Erkrankungen der Herzkranzgefäße und Herzinfarkte. Eine über 50 Jahre von Kardiologen in Großbritannien durchgeführte Studie ergab für lebenslange Raucher im Vergleich zu Nichtrauchern eine um durchschnittlich zehn Jahre verkürzte Lebenserwartung.

Hilfen durch die Ganzheitsmedizin

Ein langes Leben, Gesundheit und Vitalität sind vorrangig vom geistigen und seelischen Befinden abhängig. Diese Erkenntnis hatte bereits der griechische Arzt Hippokrates um 460 v. Chr. Heute bemüht sich die psychosomatische Medizin um Körper, Geist und Seele in ihrer Gesamtheit. Ihre psychosozialen Modelle berücksichtigen auch persönliche Lebensgewohnheiten, Ideale und Wertvorstellungen. Es heißt u. a. in vielen Schriften der Ganzheitsmedizin: Wer geistig gesund bleiben will, muss sich um seelische Ausgeglichenheit bemühen, und versuchen, sich von belastenden Verhaltensweisen zu lösen. In den Schriften des römischen Philosophen Seneca sind dafür gute Grundlagen für das richtige Verhalten und Handeln des Menschen zu finden:

- "Versuche mit dir selbst in Harmonie zu sein!
- Strebe nach einem unerschrockenen, unabhängigen und standhaften Geist!
- Vertraue auf dich selbst, forme dein Leben, soweit du kannst, sei aber auf alles gefasst!

- Mache dir Kümmernisse oder Leid nicht noch schwerer, indem du sie ständig beklagst!
- Sei an jenem Orte froh, an dem du gerade bist und denke nicht, dass du woanders glücklicher wärst!
- Freue dich an jedem Tag, den du in Gesundheit verbringen kannst!
- Lass dich nicht von verworrenen Stimmen bald da, bald dorthin ziehen. Entscheide vielmehr selbst über Weg und Ziel!
- Folge nicht wie Herdenvieh der vorangehenden Masse!
- Sei fröhlich und stark und umarme das Leben!"

„Wer nicht jeden Tag etwas für seine Gesundheit aufbringt, muss eines Tages sehr viel Zeit für die Krankheit opfern".
(Sebastian Kneipp, Pfarrer und Hydrotherapeut, 1821 — 1897)

6. Die Früherkennung von Krankheiten erspart viel Leid

Ärzte der Präventivmedizin stellen fest: Je früher ein Krankheitsbild erkannt wird, desto größer sind die Aussichten auf eine erfolgreiche Therapie. Bei Darm-, Brust-, Gebärmutter- und Prostatakrebs sind die Heilungschancen hervorragend. Das gleiche gilt auch für den Hautkrebs, der in den letzten Jahren dramatisch zugenommen hat. Eine aufmerksame Vorsorge ist auch zur Verhütung eines Schlaganfalls zu empfehlen. Mit einer einfachen und schmerzlosen Doppler-Sonografie zeigt sich die Verkalkung der Halsschlagader in einem so frühen Stadium, dass man mit therapeutischen Maßnahmen ein Unglück verhindern kann.

Der Präventivmediziner Dr. Manfred Strässle berichtete unlängst in einem Vortrag über das Thema „Vorsorge kann Leben retten" über einen 45 jährigen Mann, der in seine Praxis zur Routinevorsorge kam. „Durch eine gründliche Untersuchung konnte ich in seiner Schilddrüse einen beginnenden Krebs diagnostizieren. So frühzeitig erkannt, bewahrten ihn Labortests und die Ultraschalluntersuchung vor einem frühen Tod."

Vorsorgen ist immer besser als Heilen. Ab nur 30 Prozent der Deutschen gehen regelmäßig zur Vorsorge. 70 Prozent überlassen ihre Gesundheit dem Schicksal. Dabei erleiden in Deutschland jährlich über 300 000 Menschen einen Herzinfarkt. Jeder Zweite stirbt daran binnen 30 Tagen. Der Schlaganfall ist die dritthäufigste Todesursache in den westlichen Industrieländern. Und die häufigste Ursache für eine bleibende Behinderung bzw. Pflegebedürftigkeit! In Deutschland sterben 250.000 an einer Krebserkrankung. Allein 30.000 an Darmkrebs! Prostatakrebs ist bei Männern laut aktueller Krebsstatistik die häufigste Tumorerkrankung.

Frühzeitig erkannt sind bei allen Erkrankungen, auch im fortgeschrittenen Alter, die Heilungschancen gut bis sehr gut. Und das Wichtigste! Lebensfreude und Lebensqualität bleiben sehr lange Zeit erhalten. Je früher man über beginnende Krankheiten weiß, umso erfolgreicher lassen sie sich behandeln oder evtl. mit einer Umstellung des Lebensstils abwenden. Die ewig jung gebliebene Filmschauspielerin Hannelore Elsner engagiert sich bis heute für die Vorsorgediagnostik. Im Juli 2002 sagte sich bei ihrem 60. Geburtstag: „Ich bin froh, dass ich gesund älter werde. So viele Menschen, die ich liebe, sind keine sechzig geworden."

Krankheiten im Alter und ihre rechtzeitige Diagnose

Krankheiten im Alter müssen kein Schicksal sein, dem wir nicht entrinnen können. Gesundheitsvorsorge spätestens ab dem 40. Lebensjahr sichert Gesundheit und Lebensqualität bis ins hohe Alter.

Häufig beginnen die Alterserkrankungen schleichend. Mit nur geringen Beschwerden! Oft wird Ihnen keine besondere Aufmerksamkeit geschenkt. Umso mehr sind wir überrascht, wenn dann ernsthafte Krankheiten entstanden sind, die nur schwer therapierbar sind, wie z. B. Herz- und Kreislauferkrankungen, chronische Erkrankungen des Bewegungsapparates, Stoffwechselerkrankungen (Diabetes) und Augenerkrankungen, vor allem Grauer und Grüner Star.

In Deutschland erleiden nach Angaben des Statistischen Bundesamtes jedes Jahr etwa 280 000 Menschen einen Schlaganfall. Jeder zehnte Schlaganfall – das entspricht ca. 30.000 Patienten im Jahr – entsteht wegen einer Verengung oder eines akuten Verschlusses einer arteriosklerotisch verengten Halsschlagader. Hinter diesen Zahlen verbergen sich schwere persönliche Schicksale. Durch eine Ultraschalluntersuchung bei einem Facharzt für Angiologie könnten diese Schlaganfälle verhindert werden.

Im Jodmangelgebiet Deutschland leiden 30 Prozent der Frauen unter einer Schilddrüsenvergrößerung. Äußerlich ist sie nicht immer zu erkennen. Deshalb sollten junge Frauen aus Risikofamilien ihre Schilddrüse in jedem Fall untersuchen lassen. Der Hausarzt oder ein Endokrinologe kann die Schilddrüse mit Ultraschall untersuchen oder mit Hilfe eines Bluttests die Schilddrüsenhormone prüfen. Da es in den Wechseljahren besonders leicht zu Schilddrüsenüberfunktionen kommt, ist eine Untersuchung sehr empfehlenswert.

Bis Mitte 40 fördert das Östrogen den Knochenbau. Danach reduziert sich die Produktion der Sexualhormone, die Knochensubstanz wird abgebaut. Ärzte vom "Kuratorium Knochengesundheit" plädieren deshalb dafür, schon vor der

Menopause die Knochendichte festzustellen. Das gilt besonders für Frauen, in deren Familien es Fälle von Osteoporose gibt. Denn der Knochenschwund ist in 50 Prozent der Fälle erblich bedingt. Gefährdet sind auch extrem schlanke Frauen sowie Raucherinnen, deren Knochendichte oft geringer ist. Spätestens aber mit 50 gehört die Messung der Knochendichte zum Standardprogramm von Vorsorgeuntersuchungen. Denn in diesem Alter erkrankt jede dritte bis fünfte Frau an Osteoporose. Und nur wenn die Krankheit rechtzeitig diagnostiziert wird, kann ein gezieltes Aufbautraining oder eine Hormontherapie helfen.

In ihrer Berliner Praxis kann die Frauenärztin und Präventivmedizinerin Dr. Sorina Kunert immer wieder feststellen, dass Frauen den Alterungsprozess intensiver wahrnehmen als Männer. Sie sagt nachdenklich: „Frauen haben ein besseres Körperbewusstsein und spüren altersbedingte Veränderungen daher früher und deutlicher. Das ist kein Nachteil, sondern eine große Chance. Wenn Frauen über ihre gesundheitlichen Risiken frühzeitig Bescheid wissen, dann können sie durch Änderung ihres Lebensstils Krankheiten effektiv vorbeugen."

Prof. Dr. Martin Hausberg, Vorstandsvorsitzender der "Deutschen Hochdruckliga" (DHL), warnte im März 2015 erneut vor einer Erhöhung des Blutdrucks bei Frauen in und nach den Wechseljahren. „Mehr als die Hälfte der Frauen entwickelt nach der Menopause eine Hypertonie. Deshalb sollte man besonders auf den Blutdruck achten". Im Klimakterium verändert sich der Hormonhaushalt. Mit sinkendem Östrogengehalt steigt das Herz- und Kreislaufrisiko. Herzinfarkt und Schlaganfall drohen. Die Deutsche Hochdruckliga fordert deshalb folgende Blutdruck-Richtwerte:

Einstufung	**Oberer Wert**	**Unterer Wert**
Optimal	unter 120	unter 80
Normal	unter 130	unter 85
Hochnormal	130 bis 139	85 bis 89
Leichter Bluthochdruck	140 bis 159	90 bis 99
Mittelschwerer Bluthochdruck	160 bis 179	100 bis 109
Schwerer Bluthochdruck	180 oder mehr	110 oder mehr
Isolierte systolische Hypertonie (alleiniger Bluthochdruck des oberen Wertes)	140 oder mehr	unter 90

Alle Werte gemessen in mmHg! Oberer Wert = systolisch;
unterer Wert = diastolisch

Frauen sind besonders herzgefährdet, wie führende Kardiologen in Deutschland berichten. Mehr als doppelt so häufig als Männer sterben sie an Herzrhythmusstörungen und an Erkrankungen der Herzklappe. Das starke Geschlecht bekommt nach einem Bericht der „Deutschen Herzstiftung" häufiger einen Herzinfarkt. Prof. Thomas Meinertz, Vorsitzender der Stiftung, fordert u. a.: „Wie es zu diesen Unterschieden insbesondere bei der Hertzschwäche und beim Vorhofflimmern von Frauen kommt, bedarf einer genauen Analyse, um mögliche Lücken in der Vorsorge herzkranker Frauen zu schließen".

Überblick über gesetzlich vorgesehenen Vorsorgeuntersuchungen

Die wichtigsten Untersuchungen werden von den gesetzlichen Krankenkassen übernommen. Schutzimpfungen, etwa gegen Tetanus und Grippe, gehören ebenso zu den Vorsorgeleistungen. Viele weitere Leistungen im Rahmen der Gesundheitsvorsorge im Rahmen des zweiten Lebensabschnittes sind im Einzelfall mit der Krankenkasse zu klären.

Früherkennungsuntersuchungen bei Frauen		
Was?	**Ab wann?**	**Wie oft?**
Genitaluntersuchung Anamnese, Krebsabstrich, Betrachtung Gebärmuttermund und -hals, Entnahme/ Laborauswertung von Untersuchungsmaterial, Gynäkologishe Tastuntersuchung	ab 20 Jahren	jährlich
Brustuntersuchung Anamnese, Abtasten der Brust, Anleitung zur Selbstuntersuchung	ab 30 Jahren	jährlich
Hautuntersuchung	ab 35 Jahren	alle 2 Jahre
Gesundheits-Check-up (Früherkennung häufig auftretender Krankheiten) Anamnese, Erfassung des Risikoprofils, Körperliche Untersuchung, Blutdruckmessung, Blut- und Urinuntersuchung, Beratung	ab 35 Jahren	alle 2 Jahre
Mammographie-Screening Information, Röntgenaufnahme der Brust	ab 50 - 69 Jahren	alle 2 Jahre
Dickdarm- und Rektumuntersuchung Untersuchung auf verborgenes Blut im Stuhl	ab 50 Jahren	jährlich
Darmspiegelung (Koloskopie)	ab 55 Jahren	2 Untersuchungen im Abstand v. 10 J.

Früherkennungsuntersuchungen bei Männern		
Was?	**Ab wann?**	**Wie oft?**
Gesundheits-Check-up (Früherkennung häufig auftretender Krankheiten) Anamnese, Erfassung des Risikoprofils, Körperliche Untersuchung, Blutdruckmessung, Blut- und Urinuntersuchung	ab 35 Jahren	alle 2 Jahre
Hautuntersuchung	ab 35 Jahren	alle 2 Jahre
Genitaluntersuchung Anamnese, Abtasten der äußeren Geschlechtsorgane und der Prostata	ab 45 Jahren	jährlich
Dickdarm- und Rektumuntersuchung Untersuchung auf verborgenes Blut im Stuhl	ab 50 Jahren	jährlich
Darmspiegelung (Koloskopie)	ab 55 Jahren	2 Untersuchungen im Abstand v. 10 J.

Darmkrebs ist in Deutschland bei Männern und Frauen der zweithäufigste Tumor. In jedem Jahr erkranken an ihm mehr als 70.000 Menschen. Rund 25.000 Patienten müssen jährlich an einem Darmkrebs sterben. Die Zahl der Todesfälle ließe sich deutlich verringern, wenn Polypen – das sind die Vorstufen des Darmkrebses – rechtzeitig erkannt und abgetragen würden. Das ist heute mit der Darmspiegelung sehr gut möglich. Empfohlen wird die Darmspiegelung ab dem 55. Lebensjahr. Bei familiärer Darmkrebsbelastung oder chronisch entzündlichen Darmerkrankungen und bei auffälligen Blutungen sollte die Untersuchung so früh wie möglich erfolgen.

Für ein gesundes, aktives und langes Leben sind Wachsamkeit und vorausschauendes Handeln nötig. Vorsorgeuntersuchungen bei Frauen und Männern sind z. B. wichtig zur Früherkennung von Diabetes, Krebs, Herz- und Kreislauferkrankungen, Frühzeitige Diagnosen können die Heilungschancen erhöhen und den Verlauf einer Erkrankung günstig beeinflussen.

Für die Prävention von Erkrankungen besitzen Labortests eine zunehmende Bedeutung. Durch den medizinischen Fortschritt können heute Hunderte von Blutwerten bestimmt werden, die besonders im Alter als Risikofaktoren für Erkrankungen gelten. Nüchternblutzucker und Cholesterin mit seinen

Unterfraktionen LDL (= „böses“ Cholesterin) und HDL (= „gutes“ Cholesterin) sind die bekanntesten Werte.

Zu den Sehtests beim Augenarzt

Kein Sinnesorgan ist für unser Leben so wichtig wie die Augen. Schon allein deshalb sollten wir auf die Gesundheit und Funktionstüchtigkeit unserer Augen ebenso aufmerksam achten wie auf andere Bereiche des Körpers. Unsere Augen sind nicht nur unser wichtigstes Sinnesorgan. Im Vergleich zu anderen Sinnesorganen sind sie auch am auffälligsten. Jede Auffälligkeit im Bereich der Augen sollte deshalb sofort untersucht werden. Vermehrte Tränenproduktion, Rötungen oder Juckreiz deuten oft auf Erkrankungen hin.

Eine regelmäßige Augenuntersuchung kann auch dazu beitragen, Allgemeinerkrankungen frühzeitig zu erkennen, betont der Berufsverband der Augenärzte Deutschlands. Rheuma, Diabetes, Herzerkrankungen usw. hinterlassen häufig deutliche Spuren an den Augen. Selbst der lebensbedrohliche Schlaganfall kann sich über die Augen ankündigen. In diesem Zusammenhang warnt der Berufsverband der Augenärzte davor, die Augen- und Blickdiagnostik mit der Irisdiagnose des Heilpraktikers zu verwechseln. Nur eine umfassende augenärztliche Untersuchung, die den Augenhintergrund miteinbezieht, erlaubt eine zuverlässige Diagnose.

Viele Patienten leiden mit zunehmenden Alter häufig an einem Austrocknen der Binde- und Hornhaut. Diese Probleme werden oft durch eine verminderte Tränenproduktion verursacht. Die Ärzte sprechen bei einer Veränderung der Zusammensetzung des Tränenfilms vom sogenannten Sicca-Syndrom. Gefördert wird das Auftreten eines Sicca-Syndroms nicht selten durch intensives Arbeiten am Bildschirm. Auch Systemerkrankungen, wie z. B. Erkrankungen im rheumatischen Formenkreis, können zu trockenen Augen führen. Patienten spüren beim Sicca-Syndrom Druck und Schmerzgefühl in der Augenregion, vermehrte Schmerzentwicklung bei der Bewegung der Augen, Kratzgefühl in den Augen und „Tränenlaufen“.

Oft wird der Begriff Alterserkrankung fast nur mit Demenz oder Schlaganfall assoziiert. Aber altersbedingte Makula-Degeneration (AMD) und Glaukom sind ebenfalls „Volkserkrankungen“, die sich dramatisch verbreiten. Das hat demografische Gründe. Das “Statistische Bundesamt” stellte fest, dass der Anteil der über 85-jährigen bis 2050 auf 10 Prozent bei den Frauen und sieben Prozent bei den Männern steigt. 2012 litten bereits über fünf Millionen Deutsche an einem Glaukom oder an einer Makula-Degeneration.

Das Glaukom, auch Grüner Star genannt, bezeichnet einige Augenerkrankungen, die im Augeninneren einen Verlust von Nervenfasern nach sich ziehen. Bei fortgeschrittenem Krankheitsverlauf wird der Sehnervkopf angegriffen. Im Extremfall kann es zu einer Erblindung des betroffenen Auges kommen. Ein erhöhter Augeninnendruck weist auf ein Glaukom hin. Rund 500.000 Deutsche leiden an einem erhöhten Augeninnendruck. 50.000 davon droht die Erblindung. Werden glaukotypische Schäden am Sehnerv bei einer Früherkennung durch den Augenarzt festgestellt, muss durch eine gezielte medikamentöse Therapie bzw. durch eine Laseroperation eine dauerhafte Senkung des Augeninnendrucks erfolgen.

In den westlichen Industrienationen ist die altersbedingte Degeneration der Macula – das ist der zentrale Punkt der Netzhaut – die häufigste Ursache für die Erblindung im fortgeschrittenen Alter. Von der Maculadegeneration (AMD) sind in Deutschland rund vier Millionen Menschen betroffen. Dabei wäre der Verlust des Augenlichts vermeidbar, wenn die Diagnose frühzeitig gestellt würde. Ab dem sechzigsten Lebensjahr steigt das Risiko, an einer AVD zu erkranken. Deshalb bestehen Augenärzte zu Recht auf einer jährlichen AMD-Früherkennungsuntersuchung. Bedenken wir immer:

Die Lebensqualität im Alter ist auch stark mit dem Sehvermögen verbunden. Durch die Einschränkung oder den Verlust der Sehkraft werden viele ältere Menschen unselbständiger. Ihre Lebensqualität verschlechtert sich zusehends. Nach groß angelegten Studien können Augenerkrankungen die Lebenserwartung dramatisch kürzen.

Die Früherkennung von Krankheiten durch Selbstkontrollen

Viele Apotheken bieten verschiedene Schnelltests an. Die Blutdruckmessung gehört dazu. Aber auch Cholesterin- und Zuckerwerte können innerhalb weniger Minuten bestimmt werden. Dazu piekt der Apotheker in die Fingerkuppe, entnimmt ein paar Tropfen Blut. Damit das Ergebnis aussagekräftig ist, auf jeden Fall morgens mit nüchternem Magen testen lassen!

Einen Urintest zur Bestimmung der Nierenwerte, des Zucker- und Cholesteringehalts kann man zuhause selbst durchführen. Die Ergebnisse sind allerdings ungenauer als in der Arztpraxis. Bei Unklarheiten das Blut sofort vom Hausarzt untersuchen lassen!
Neuerdings ist in Apotheken auch ein Darmkrebsvorsorgetest für zuhause erhältlich. Er weist verstecktes Blut im Stuhl nach, was einen Hinweis auf eine Darmschädigung oder Krebs geben kann. Frauen und Männer ab 40 sollten diesen Test einmal im Jahr durchführen, Bei Darmkrebs in der Vorgeschichte der Familie alle sechs Monate!
Mit zwei Tropfen Blut aus der Fingerkuppe spürt ein ebenfalls neu entwickelter Schnelltest im Do-it-yourself-Verfahren Prostatakrebs auf. Gemessen wird das prostataspezifische Antigen PSA. Ist der Wert erhöht, muss sofort ein Urologe aufgesucht werden.
Zur Erkennung von bösartigen Hautmalen wird einmal monatlich eine Selbstkontrolle empfohlen. Bei Hautveränderungen sofort vom Arzt untersuchen lassen! Eine frühzeitige Erkennung von bösartigen Melanomen (Hautkrebs) sichert eine gute Heilungschance.
Frauen sollten unbedingt nicht nur die jährliche kostenlose Vorsorgeuntersuchung beim Frauenarzt wahrnehmen. Es ist dringend geboten, dass sie einmal im Monat – am besten eine Woche nach der Periode – selbst Ihre Brust auf Knoten, Verhärtungen, Schwellungen, Rötungen oder schrumpelige Haut hin untersuchen. Auffällig sind auch Sekretabsonderungen aus den Brustwarzen und vergrößerte Lymphdrüsen in den Achselhöhlen. Die Selbstvorsorge ist für die Gesundheit eines jeden Menschen unabdingbar.

Zur Bedeutung von Vorsorgeuntersuchungen

Zum Arzt ging man im letzten Jahrhundert erst, wenn man krank war. Prävention war ein Fremdwort. Medizin war gleichbedeutend mit Reparaturmedizin. Der Gedanke, auch als Gesunder zum Arzt zu gehen, ist neu. Inzwischen ist es eine unumstößliche Tatsache: Wer Vorsorgeuntersuchungen regelmäßig wahrnimmt, vermeidet schwere Erkrankungen. Durch umfassende Studien ist das z. B. für die Prävention von Darmkrebs durch die Darmspiegelung belegt. Auch regelmäßige Kontrollen der Haut, vor allem die Untersuchung verdächtiger Leberflecke, können Leben retten. Die amerikanische Schauspielerin Cindy Crawford ließ sich einige Male Melanome entfernen. Seitdem setzt sie sich mit Nachdruck für die Hautkrebsvorsorge ein.

Frauen überleben Männer nicht ohne Grund um fünf Jahre. Sie reagieren sensibler auf ihre Körpersignale, während Männer über Krankheitsanzeichen, wie z. B. Unwohlsein, hinwegsehen. Wer rechtzeitig bei Beschwerden zum Arzt geht, kann beginnende Erkrankungen aufhalten und/oder ihren Verlauf abmildern oder positiv beeinflussen. Nur ein Drittel der anspruchsberechtigten Männer geht zur Vorsorgeuntersuchung, wie Zahlen des "Robert-Koch-Institutes" belegen. Dabei schmerzt die Vorsorgeuntersuchung nicht und dauert nie lange.

Krankheiten befallen uns nicht aus heiterem Himmel,
sondern entwickeln sich aus täglichen Sünden wider die Natur.
Wenn sich diese gehäuft haben, brechen sie unversehens hervor.
(Hippokrates, 4. Jhd. v. Chr., gilt als berühmtester Arzt des Altertums)

7. Bewusste Ernährung, das Fundament für ein gesundes und aktives Leben

Befragt man Hundertjährige nach den Gründen für ihr langes Leben, so nennen sie immer die Themen Ernährung und Bewegung bis ins hohe Alter und bemerken: „Gelegentlich ein Gläschen in Ehren!“ Den meisten unter ihnen ist stark bewusst, dass ein mit Bedacht ausgewähltes Essen die Quelle von Kraft und Gesundheit ist.

Trotz steigender Lebenserwartung nehmen die chronischen Krankheiten zu, die zu einem großen Teil auf Ernährungsfehler zurückzuführen sind, wie z.B. Herz- und Kreislauferkrankungen, Bluthochdruck, Fettstoffwechselstörungen, Störungen des Bewegungsapparates, aber auch psychosozialer Leidensdruck. Die Lebensqualität weiter Bevölkerungskreise könnte, vor allem in der zweiten Lebenshälfte, durch eine Veränderung der Ernährungssituation wesentlich gesteigert werden. Allein in Deutschland sterben täglich 400 Menschen an Übergewicht. Die tägliche Menge an Kalorien übersteigt in hohem Maße die Empfehlung der “Deutschen Gesellschaft für Ernährung”. Als Folge davon sind 30 Prozent der Bürger übergewichtig. Fett enthält doppelt so viele Kalorien wie Eiweiß oder Kohlenhydrate. Ein hoher Konsum an fettem Fleisch oder fetter Wurst kann beträchtlich zum Übergewicht beitragen. Heute vermutet man, dass tierisches Fett u. a. eine übermäßige Gallenproduktion anregt, die Darmkrebs auslösen kann.

Die Empfehlungen der „ Deutschen Gesellschaft für Ernährung“ für ein gesundes Essen

Die “Deutsche Gesellschaft für Ernährung” empfiehlt auf der Grundlage aktueller wissenschaftlicher Erkenntnisse folgende zehn Regeln, die man ohne Einschränkung beachten sollte:

1. Vielseitig essen

Sorgen Sie für Abwechslung auf Ihrem Speiseplan! Versuchen Sie, schmackhaft zu kombinieren und halten Sie – wie mit den folgenden Regeln aufgezeigt wird – die richtige Balance zwischen nährstoffreichen und energiearmen Lebensmitteln!

2. Reichlich Getreideprodukte und Kartoffeln

Getreideprodukte wie Brot, Nudeln und Reis sowie Kartoffeln sind pflanzliche Nahrungsmittel, die zum größten Teil aus Kohlehydraten bestehen, einem wichtigen und gut verträglichen Energielieferanten für den menschlichen Körper. Achten Sie beim Einkauf darauf, möglichst Vollkornprodukte auszuwählen! Versuchen Sie bei der Zubereitung wenig Fett zu verwenden!

3. Gemüse und Obst – nimm „5 am Tag"!

Versuchen Sie, fünfmal am Tag Gemüse und Obst zu essen, am besten frisch oder nur kurz gegart! Eine der fünf Portionen kann auch ein Frucht- oder Gemüsesaft sein. Planen Sie Gemüse und Obst fest in Ihre drei Hauptmahlzeiten ein und nehmen Sie zusätzlich noch zwei frische Zwischenmahlzeiten zu sich! So versorgen Sie Ihren Körper mit wichtigen Vitaminen und mit Mineral- und Ballaststoffen.

4. Täglich Milch und Milchprodukte und ein- bis zweimal in der Woche Fisch! Fleisch, Wurstwaren sowie Eier in Maßen

Tägliche Lebensmittel sind wichtige Eiweißlieferanten. Eiweiß ist ein wertvoller Nährstoff, den der menschliche Körper für den Zellenaufbau und für eine ganze Reihe von Körperfunktionen benötigt. Außerdem enthalten Sie weitere lebensnotwendige Inhaltsstoffe. Vermeiden Sie die Aufnahme von versteckten Fetten, die in Wurst und Fleisch enthalten sein können und nicht auf den ersten Blick erkannt werden. Versteckte Fette können zu Übergewicht und zu Herz- und Kreislauferkrankungen führen

5. Wenig Fett und fettreiche Lebensmittel

Fett enthält viel Energie, wichtige Vitamine und lebensnotwendige Fettsäuren. Um den täglichen Bedarf zu decken, reichen schon 60 bis 80 Gramm Fett. Ein Zuviel an Fett kann Übergewicht und Herz- und Kreislauferkrankungen zur Folge haben. Verwenden Sie vor allem pflanzliche Fette mit einem hohen Gehalt an ungesättigten Fettsäuren, z. B. Raps- oder Olivenöl!

6. Zucker und Salz in Maßen

Zucker ist reine Energie und wird in Limonaden, Fruchtsäften, Süßigkeiten oder Kaffee ganz nebenbei aufgenommen. Versuchen Sie bewusst, Ihre Zuckeraufnahme zu reduzieren. Seien Sie außerdem zurückhaltend mit Salz! Zu viel Salz kann zu Bluthochdruck und zu Herz- und Kreislauferkrankungen führen.

7. Reichlich Flüssigkeit

Wasser ist die Basis des Lebens auf der Erde. Auch für den Menschen ist Wasser lebensnotwendig; denn Wasser ist der Hauptbestandteil des menschlichen Körpers. Trinken Sie möglichst 1,5 Liter pro Tag! Greifen Sie dabei zu reinem Wasser, zu ungezuckerten Kaffee oder Tee!

8. Schmackhaft und schonend zubereiten

Bereiten Sie ihr Essen schonend zu! So sorgen Sie dafür, dass wichtige Nährstoffe wie z. B. Vitamine erhalten bleiben. Kochen Sie mit möglichst niedrigen Temperaturen und wenig Wasser (Dünsten, Dämpfen, Schmoren). Verwenden Sie beschichtete Pfannen, um Fett zu sparen!

9. Nehmen Sie sich Zeit, genießen Sie Ihr Essen!
Versuchen Sie, Ihr Essen bewusst zu genießen! Planen Sie Zeit für Ihre Mahlzeiten ein! Sorgen Sie für eine angenehme Atmosphäre und essen Sie langsam! So steigern Sie die Freude am Essen und sorgen außerdem für ein natürliches Sättigungsgefühl!

10. Achten Sie auf Ihr Gewicht und bleiben Sie in Bewegung!
Wenn Sie die ersten neun Regeln beachten, werden Sie merken, dass sich das positiv auf Ihr Körpergewicht auswirkt, denn eine ausgewogene und gesunde Ernährung schützt vor Übergewicht.

Zusätzlich ist regelmäßige Bewegung wichtig, um fit und gesund zu bleiben. Bewegen Sie sich möglichst täglich, mindestens aber dreimal in der Woche für eine halbe Stunde!

Nähere Informationen
Deutsche Gesellschaft für Ernährung e. V.
Godesberger Allee 18
53175 Bonn
Tel.: 0228 3776600
Fax: 0228 3776800
www.dge.de

Mit zunehmenden Alter werden die Empfehlungen der "Deutschen Gesellschaft für Ernährung" nicht eingehalten. Das geht aus einer Untersuchung des "Bundesministeriums für Ernährung, Landwirtschaft und Verbraucherschutz" im Jahr 2008 hervor. Die Ergebnisse zeigen deutlich Defizite beim Verzehr von Obst und Gemüse bei älteren Personen. 94 Prozent der Männer und 97 Prozent der Frauen ab dem 65.Lebensjahr fehlt z. B. die tägliche Zufuhr von Folsäure und Vitamin D. Die Nationale Studie der "Deutschen Gesellschaft für Ernährung (NVS II)" zeigt: Vitaminmangel wird zum Problem der älter werdenden Generation. Diese Tatsache bestätigt Frau Christiana Graether, die Gesundheitsmanagerin von „Any Care“ in Stuttgart.

Ernährungsbedingte Krankheiten

Nach der „Regel der zwanzig Jahre“, die von den englischen Wissenschaftlern Campell und Cleve aufgestellt wurde, dauert es im Durchschnitt zwanzig Jahre, bis sich schwerwiegende Ernährungsfehler gesundheitlich auswirken. Die Organe des Menschen sind offensichtlich stark belastbar und nehmen Ernährungsfehler über lange Zeiträume widerspruchslos hin. Früher oder später reagieren sie aber zwangsläufig mit Fehlfunktionen und es entstehen schwere Krankheiten, wie folgende Beispiele zeigen:

Stoffwechselerkrankungen

Die Entstehung dieser Krankheiten ist bedingt durch übermäßigen Konsum von Zucker, zuckerhaltigen Speisen, raffinierten Kohlehydraten und purinhaltigen tierischen Nahrungsmitteln. Zu den stark belastenden Stoffwechselerkrankungen gehören Diabetes mellitus, Nieren- und Gallenleiden.

Erkrankungen der Verdauungsorgane

Die Erkrankungen der Verdauungsorgane können Wegbereiter der Stoffwechselerkrankungen sein. Sie sind zurückzuführen auf zu hohen Alkoholkonsum, mangelhafte Ballaststoffzufuhr und Vitaminmangelzustände. Achtzig Prozent von schweren Verdauungsstörungen könnten z. B innerhalb weniger Wochen durch eine Umstellung der Ernährung geheilt werden.

Herz- und Kreislauferkrankungen

Hier ist die Arteriosklerose und in deren Folge Herzinfarkt und Schlaganfall zu nennen. An der fortgeschrittenen Verengung der Gefäße sterben die meisten Menschen im mittleren Alter. Jeder dritte Todesfall ist heute auf eine Herz- und Kreislauferkrankung zurückzuführen. Bei diesen Krankheiten spielen in der Regel eine über viele Jahre andauernde zu hohe Kalorienzufuhr und ein zu hoher Konsum an Fetten eine entscheidende Rolle.

Erkrankungen des Bewegungsapparates

Hierzu gehören alle rheumatischen Erkrankungen wie Arthritis, Arthrose, Bandscheiben- und Wirbelsäulenschäden. Es besteht ein enger Zusammenhang zwischen falscher Ernährung und dem Entstehen dieser schmerzhaften Erkrankungen. Das wird besonders augenscheinlich bei der Osteoporose, die auf einen Mangel an Vitamin D und Kalzium zurückzuführen ist.

Krebserkrankungen

Einige Krebserkrankungen führt man auf falsche Ernährung zurück. Zum Beispiel erkannte man einen eindeutigen Zusammenhang zwischen ballaststoffarmer Ernährung und dem Entstehen von Darmkrebs. Eine zu fettreiche Ernährung fördert die Entstehung von Nitrosaminen, die ebenfalls Krebs verursachen.

Warnung vor Ernährungsfehlern

Die "Deutsche Gesellschaft für Ernährung" warnt in ihren Schriften immer wieder entschieden vor Ernährungsfehlern:

1. Zu hoher Konsum von Zucker und zuckerhaltigen Speisen:
Der raffinierte Zucker enthält weder Vitamine noch Spurenelemente, die zum Funktionieren des Stoffwechsels erforderlich sind. Er entzieht dem Körper sogar das lebenswichtige Vitamin B, was zu Mangelerscheinungen führt.

2. Zu hoher Konsum von Kohlehydraten:
Darunter versteht man das weiße Auszugsmehl und alle Produkte, die daraus erstellt werden. Zum Beispiel Weißbrot, Brötchen, Kuchen, Teigwaren usw. Alle diese Produkte sind vitalstoffarm, denn bei der Herstellung des Auszugsmehls gehen die Vitamine und Spurenelemente verloren.

3. Zu geringer Konsum von komplexen Kohlehydraten:
Zum Beispiel von Vollkornprodukten, Vollkornreis und Kartoffeln. Der Anteil an diesen wichtigen Nahrungsmitteln ist in den letzten 50 Jahren ständig zurückgegangen.

4. Zu hoher Fettkonsum:
Mehr als ca. 60 g Fett pro Tag/Person führen zu einem hohen Blutfettspiegel, hohem Cholesterinspiegel, zu Übergewicht und Leistungsminderung. Der Anteil an ungesättigten Fettsäuren ist zu niedrig, der an gesättigten Fettsäuren zu hoch.

5. Zu hoher Alkoholverbrauch:
Der Kaloriengehalt alkoholischer Getränke ist sehr hoch, dadurch wird die Entstehung von Übergewicht und anderen Zivilisationserkrankungen begünstigt. Ferner wird die Leber geschädigt.

Mit Entschiedenheit ist vor einem zu hohen Salzkonsum zu warnen. 1,65 Millionen Menschen sterben weltweit jedes Jahr an den Folgen von zu viel Salz, wie Bluthochdruck, Herzinfarkt und Schlaganfall. Zu diesem Ergebnis kommen 2014 internationale klinische Studien. Bei der Untersuchung von 100.000 Menschen aus verschiedenen Ländern kam es zu einer alarmierenden Feststellung. So überschritten 99 Prozent aller Menschen die von der Weltorganisation (WHO) empfohlene Kochsalzmenge von fünf Gramm pro Tag. Ihr Verbrauch in Deutschland liegt mit neun Gramm bei Männern und sechs Gramm bei Frauen im Mittelfeld. Bereits 7, 8 Gramm Salz können sich in einer Pizza verbergen. In zwei dünnen Scheiben „Schwarzwälder Schinken" stecken 1, 7 Gramm Salz. Die Herzgesellschaft der USA empfiehlt nur knapp vier Gramm Kochsalz pro Tag, um gesund zu bleiben. Junge und gesunde Menschen verkraften einen zu hohen Salzkonsum über Jahre. Aber auf Dauer schadet zu hoher Konsum der Herzgesundheit.

Wie beim Verbrauch von zu viel Salz ist beim Essen auch von einem zu hohen Konsum von Transfetten zu warnen. Fette sind zwar ein unverzichtbarer Bestandteil der Ernährung, aber zu viele ungesunde Fette, zu denen die gesättigten Fettsäuren mit den Transfetten gehören, gefährden die Gesundheit.

Trans-Fettsäuren, vereinfacht Transfette genannt, entstehen vorrangig durch die Härtung pflanzlicher Öle. Und das geschieht vor allem in der industriellen Produktion und Verarbeitung. Transfette lassen das schlechte LDL-Cholesterin ansteigen und senken das gute HDL-Cholesterin. Sie führen zu einer Verengung der Blutgefäße. Auf Dauer drohen Herzinfarkt und Schlaganfall. Auch das Risiko für Entzündungen im Körper steigt. Wo finden wir in unserem Essen Transfette? Zu den Lebensmitteln mit Transfetten zählen zuhause, in Imbissbuden, Stehcafes und Restaurants alle frittierten Speisen, wie Pommes frites und Chicken Wings, Fertigsuppen, Bratensaucen, Wurstwaren mit einem hohen Fettgehalt, Kekse, Crackers, Croissants, Blätterteig und "Berliner", um nur einige Beispiele zu nennen.

Falsche Ernährung trägt viel zur Entstehung von Stoffwechsel- und Kreislaufstörungen bei. Bleibt die harmonische Ordnung im Stoffwechsel gestört, entstehen chronische Krankheiten. Nur die richtige Ernährung erhält und stabilisiert die Grundfunktionen des Körpers. Stoffwechselvorgänge bestimmen auch die Immunabwehr. Lange bevor Veränderungen im Körper mess-, spür- und sichtbar werden, reagiert das Immunsystem bereits auf Ernährungsfehler. Das „Sich gut Ernähren“ kann man als einen entscheidenden Beitrag zum gesunden Leben betrachten. Ideal ist die Vollwerternährung aus ökologisch-kontrolliertem Anbau.

Die Vollwerternährung als Ernährungsform

Lakto-vegetabile Kostformen mit Fisch und Milchprodukten, aber sehr wenig Fleisch sind gegenüber der Makrobiotik, einer reinen Rohkost und einem uneingeschränkten Vegetarismus, gesundheitlich sehr vorteilhaft. Zahlreiche wissenschaftliche Studien sowie klinische Erfahrungen belegen den Wert der Vollwertkost. Ihre Prinzipien lauten:

1. Bevorzugung pflanzlicher Lebensmittel (überwiegend Lakto-vegetabile Ernährungsweise)

2. Bevorzugung gering verarbeiteter Lebensmittel (Lebensmittel so natürlich wie möglich)

3. Reichlicher Verzehr unerhitzter Frischkost (etwa die Hälfte der Nahrungsmenge)

4. Zubereitung der Speisen aus frischen Lebensmitteln, schonend und mit wenig Fett

5. Vermeidung von Lebensmitteln mit Zusatzstoffen

6. Ablehnung von Lebensmitteln aus gesundheitsgefährdenden Technologien, wie Gentechnik, Lebensmittelbestrahlung und „Food-Design"

7. Möglichst ausschließliche Verwendung von Erzeugnissen aus kontrolliert biologischem Anbau und aus einer natürlichen Viehzucht

8. Bevorzugung von Erzeugnissen aus der jeweiligen Region, der Jahreszeit entsprechend.

Wenn man sich vollwertig ernähren will, sollte man bevorzugt einkaufen: Frischobst, Frischgemüse, Kartoffeln, Nüsse, Vollgetreidekörner, -schrote und -flocken, Vollreis, Vollkornmehl, Frischmilch, Frischkäse, frische Eier, Frischfleisch, Frischfisch, kaltgepresste, naturbelassene, pflanzliche Öle, Margarine mit höchstmöglichem Anteil kaltgepresster, naturbelassener pflanzlicher Öle, frische Butter, frische Sahne und nicht erhitzten Bienenhonig. Vollwerternährung beginnt beim Einkauf und es ist ausschlaggebend, einen besonderen Sinn dafür zu entwickeln, zwischen möglichst naturbelassenen Vollwert-Lebensmitteln und industriell bearbeiteten Nahrungsmitteln zu unterscheiden. In der Vollwerternährung ist Frischqualität gefordert. Frischqualität ist von Haltbarkeitsqualität zu unterscheiden. Nur absolut frische Lebensmittel bieten alles an naturgegebenen Nähr- und Wirkstoffen.

Süßigkeiten, Kuchen und sonstige Schleckereien sind nur für besondere Gelegenheiten vorzusehen. Zucker in jeder Form treibt den Blutzuckerspiegel in die Höhe, sättigt nur kurzfristig und liefert nichts weiter als jede Menge „leerer" Kalorien. Die überschüssige Energie, die der Organismus nicht benötigt, wandelt er in Fett um. Mageres Fleisch aus artgerechter Tierhaltung (Weidetiere) sollte man nur einmal in der Woche verzehren. Seefisch 2 bis 3mal! Führende Ernährungswissenschaftler empfehlen. mindestens zwei reine vegetarische Tage pro Woche.

Eine falsche Ernährung führt zu zahlreichen Erkrankungen, die älter machen und das Leben erheblich verkürzen können. Es ist wichtig zu wissen, dass ernährungsabhängige Krankheiten bereits in jungen Jahren entstehen und dass diese Krankheitsprozesse langwierig und über Jahre hinaus unbemerkt verlaufen. Je früher die Ernährungsregeln der Vollwerternährung beachtet werden, desto größer sind die Aussichten, dem Auftreten ernährungsabhängiger Krankheiten vorzubeugen und je nach genetischer Vorprogrammierung ein langes Leben in uneingeschränkter Gesundheit zu erreichen. Die Kost im südlichen Mittelmeerraum erfüllt in hohem Maß die ernährungsphysiologischen Anforderungen. Süditaliener und die Bewohner von Kreta haben die höchste Lebenserwartung in Europa.

Eine überlegte Vollwertkost beugt ernährungsbedingten Krankheiten vor. Dazu gehören vor allem Diabetes, Gicht, Bluthochdruck, Arterienverkalkung und Erkrankungen der Verdauungsorgane. Es gibt gesicherte Erkenntnisse, dass einige Krebsarten bei Menschen mit bestimmten Ernährungsgewohnheiten häufiger auftreten, z. B. Darmkrebs bei ballaststoffarmer Ernährung, Brustkrebs bei fettreicher Ernährung.

Die Vollwerternährung fragt nach dem ursächlichen biologischen Wert der Nahrung. Dieser ist abhängig von der Naturbelassenheit. Der Mensch kann nur gesund bleiben, wenn er die Lebensmittel mit den von der Natur vorgegebenen Begleit- und Inhaltsstoffen isst. Dazu gehören nicht nur die Grundernährungsstoffe Eiweiß - Fett - Kohlehydrate, sondern auch die lebensnotwendigen Vitalstoffe: Vitamine, Mineralien, Spurenelemente, Enzyme, ungesättigte Fettsäuren und Faserstoffe, früher Ballaststoffe genannt.

Gesünder und länger leben durch die Mittelmeerküche

Bei der Mittelmeerküche handelt es sich nicht um die bei uns in Deutschland beliebte „Pizza- und Pastaküche“. Charakteristisch für die traditionelle Mittelmeerküche sind:

- viel Gemüse, möglichst frisch, auch als Salat
- täglich frisches Obst
- Olivenöl mit hoher Qualität für Salate und zum Kochen, kaum tierische Fette (keine Butter und Sahne)
- Milchprodukte wie Käse (Feta, Parmesan und Mozzarella) und Jogurt
- wenig Fleisch, dafür reichlich Seefische und Meeresfrüchte
- statt viel Salz Knoblauch und Kräuter (Petersilie, Basilikum, Thymian, Rosmarin)
- anstelle von Süßigkeiten viel Nüsse, Mandeln und Pistazien
- bei kohlehydrathaltigen Lebensmitteln Vollkornreis und Vollkornzwieback (wie z. B. auf Kreta)

Die Vorteile der Mittelmeerküche bestätigten viele neuere Studien: Bei 570.000 Personen in Europa und in den USA im mittleren und höheren Alter zeigte sich ein deutlicher Zusammenhang zwischen dem Ausmaß der Umsetzung der Mittelmeerküche und der Reduzierung der Krankheitsereignisse. Antioxidative und entzündungshemmende Wirkungen spielen vermutlich ebenso eine Rolle wie Verbesserungen des Blutfett- und Zuckerspiegels nach dem Essen. Die mediterrane Kost ist reich an bioaktiven Substanzen wie Vitaminen und enthält eine Vielzahl sekundärer Pflanzenstoffe, die eine bedeutende Rolle für unsere Gesundheit spielen. Mit der mediterranen Kost, wie sie heute noch auf Kreta, auf Sardinien und auf Sizilien sowie auf dem griechischen Festland üblich ist, verbessert man deutlich seine Lebensqualität und verlängert sein Leben.

Typisch für die mediterrane Kost ist, dass die Produkte weitestgehend naturbelassen und nur wenig verarbeitet gegessen werden. Die Südländer verlangen stets gute Qualität und sind auch bereit, dafür mehr Geld auszugeben. Gemüse, Obst und Fisch werden möglichst frisch eingekauft. Vorgefertigte Gerichte sind verpönt. Paniertes und Frittiertes ist selten anzutreffen. Fisch wird meist gegrillt oder gedünstet, um den Eigengeschmack zu erhalten. Der Anteil an Fleisch ist gering, weil Italien und Griechenland keine Weideländer sind. Es muss importiert werden. Die mediterrane Küche umfasst eine große Vielfalt an heimischen Gemüse und Obst. Insgesamt essen die Italiener im Durchschnitt viermal mehr Gemüse als wir Deutschen. Neben den bei uns verbreiteten Sorten verwenden sie besonders gern Fenchel, Stangensellerie, Mangold, dicke Bohnen und natürlich Tomaten. Gemüse wird häufig roh gegessen oder einfach in etwas Olivenöl geschmort. Aus den von uns geschmähten Erbsen, Bohnen und Kichererbsen verstehen es die Mittelmeerbewohner, wohlschmeckende Suppen und Eintöpfe zuzubereiten.

Gesund und munter auf die 100!

Campodimele südlich von Rom gilt als Dorf der „ewigen Jugend". Die Lebenserwartung der Frauen und Männer liegt dort bei weit über 90 Jahren. In keinem anderen europäischen Bergdorf leben, auf lange Frist gesehen, so viele Menschen, die über 100 Jahre alt werden. Schwere Krankheiten wie Krebs und Herzinfarkt sind dort unbekannt.

Ärzte der Weltgesundheitsorganisation (WHO) gingen zehn Jahre lang dem „Rätsel von Campodimele" nach. Sie fanden heraus, dass die Art und Zusammensetzung der Ernährung die Menschen so alt werden lässt. Ihre wichtigsten Ernährungsregeln lauten:

- kaum Salz,
- viel kaltgepresstes Olivenöl (mindestens ein Glas am Tag),
- selten Fleisch, wenn, dann nur Geflügel oder Kaninchen,
- Fisch aus dem Meer,
- viele frische Kräuter, z.B. Rosmarin, Oregano, Basilikum und
- dunkelrote „Cicerchia"-Bohnen.

Seit 2000 Jahren werden diese „Cicerchia"-Bohnen in Campodimele angebaut. Sonst sind sie in ganz Italien ausgestorben. Sie wurden nie mit anderen Bohnensorten gekreuzt. In der Antike waren sie das Hauptnahrungsmittel in den Städten Italiens. Das Hauptproblem der „Cicerchia"-Bohnen ist, dass sie so hart sind. Deshalb müssen sie mehr als acht Stunden kochen, bis sie genießbar sind. In jedem Haus in Campodimele steht im Kamin neben dem Holzfeuer ein Topf, gefüllt mit „Cicerchia"-Bohnen. Muss man im Dorf Campodimele leben, um 100 Jahre alt zu werden?

Langzeitstudien an Hundertjährigen haben gezeigt: Es sind meist schlanke, kluge, humorvolle, bis ins hohe Alter geistig und körperlich rege Frauen und Männer, mäßige Esser, die viel Freude am Leben haben und sehr gesellig sind. Sie stellen sich auch im Alter noch ständig neuen Herausforderungen. „Wer hundert geworden ist, wich nie vor schweren Aufgaben zurück", fasst ein amerikanischer Altersforscher seine Erfahrungen mit Hundertjährigen zusammen.

Gesunde Mischkost schützt vor einem frühen Tod

Die Grundlage für mehr Gesundheit, Fitness und positives Lebensgefühl ist eine kohlehydrat- und fettbewusste Ernährung in Verbindung mit einer hochwertigen Eiweißversorgung.
Nicht etwa eine spezielle Diät, sondern eine Mischkost mit möglichst vielen naturbelassenen Nahrungsmitteln verringert die Wahrscheinlichkeit, an Krebs, an einem Herzinfarkt oder einem Schlaganfall zu sterben um etwa 30 Prozent. Das belegt eine Analyse der Daten von 42.000 Teilnehmerinnen des "Breast Cancer Detection Demonstration Project" in Bethesda/USA. Das Krebsforschungszentrum empfiehlt folgende Nahrungsmittel zur Prävention: Äpfel, Birnen, Melonen, Zitrusfrüchte, getrocknete Bohnen, Tomaten, Brokkoli, Spinat, Kohl, Karotten, grüner Salat, Kartoffeln, faserreiche Getreideprodukte, Roggenbrot oder Pumpernickel, gedünsteten Fisch. Wer möglichst viel von diesen Nahrungsmittelsorten isst, verringert vor allem das Brustkrebsrisiko, sagen amerikanische Forscher.

Knochengesunde Ernährung als Leitprinzip

Bei Menschen mit gesunden Knochen sind die stabilisierenden Knochenbällchen im Inneren dicht und gut vernetzt. Sobald aber die Knochendichte bestimmte Grenzwerte stark unterschreitet, wird von Knochenschwund, von Osteoporose gesprochen. Poröse Knochen verursachen keine Beschwerden, aber das Knochenbruchrisiko steigt. Gelegentlich kann bereits bei alltäglichen Tätigkeiten, wie z. B. beim Heben und Tragen eines Koffers ein Wirbelkörper brechen.

Osteoporose bezeichnet die vermehrte Brüchigkeit des Skeletts durch vorzeitige, übermäßige Entkalkung der Knochen, vor allem der Wirbelkörper. In Deutschland ist von sieben bis acht Millionen Osteoporosepatienten auszugehen. 85 Prozent davon sind Frauen. Bei ihnen tritt Osteoporose oft nach den Wechseljahren auf. Nach Berichten der Weltgesundheitsorganisation (WHO) gehört die Osteoporose heute weltweit zu den wichtigsten Erkrankungen. In Deutschland gibt es pro Jahr rund 500.000 Schenkelhalsbrüche, 40.000 Wirbelkörperbrüche und 30.000 Oberarmbrüche. Die Wirbelkörperbrüche werden meist nicht als

Bruch erkannt, sondern als Rückenschmerzen, Hexenschuss oder als Alterserscheinung gewertet. Mehrere unerkannte Brüche führen, wenn sie nicht behandelt werden, zu einer starken Krümmung der Wirbelsäule, zum so genannten "Witwenbuckel".

Eine beginnende Osteoporose kann durch eine intelligente Ernährung entscheidend beeinflusst werden. Kalziumreiche Lebensmittel sind täglich zu bevorzugen. Besonders Milchprodukte, vor allem Hartkäse, dann Grünkohl, Broccoli, Sesam, Mandeln, Haselnüsse und Sojaprodukte sind kalziumreich. Sehr wichtig ist es, die Ausscheidung von Kalzium zu reduzieren. Eine erhöhte Kalziumausscheidung über den Urin liegt bei übermäßigen Alkoholkonsum und bei überhöhter Verwendung von Kochsalz vor. Ein gefährlicher „Kalziumräuber" ist Phosphat, das sich häufig in Konservierungsstoffen versteckt. Damit das Kalzium vom Körper aufgenommen werden kann, wird Vitamin D benötigt. Dieses Vitamin wird z. T. vom Körper bei Sonneneinstrahlung gebildet.

Die besten Lebensmittel nach den Empfehlungen der Präventivmedizin

Gesunde Ernährung optimiert die körperliche und mentale Leistungsfähigkeit, schützt vor Krankheiten und verlangsamt damit die Alterungsprozesse. Südfrüchte, wie z B. Ananas, Papaya und Grapefruit verbessern z. B. die Fließeigenschaften des Blutes und stärken in besonderer Weise das Immunsystem. Krebsforscher in Heidelberg stellten in einer klinischen Studie fest, dass bei mehr als 75 Prozent der Krebserkrankungen die Ernährungsweise in Frage kommt. Können Brokkoli und Karotten das Krebsrisiko verringern? Senken Äpfel den Cholesterinspiegel? Verhindert Knoblauch Infektionen? Lösen Chilischoten kleinere Blutgerinnsel auf? Schützen Tomaten und rote Paprikaschoten mehr durch ihre Antioxidantien als andere Gemüsesorten?

Mit wissenschaftlichen Untersuchungen können die Heilwirkungen einiger Lebensmittel nachgewiesen werden. Kohl besitzt tatsächlich die Schutzeigenschaften, die bereits im alten Rom beschrieben wurden. Kürbiskerne fördern die Gesundheit der Prostata, wie bereits Heiler im hohen Mittelalter feststellten. Die gesundheitsfördernden Eigenschaften des Fenchels waren bereits im antiken Griechenland bekannt. Im industriellen Zeitalter mit seiner Apparatemedizin wurde die gesundheitsfördernde Wirkung von bestimmten Lebensmitteln Jahrzehnte lang als unwirksam abgetan. Altes Wissen wird erst in neuester Zeit wiederentdeckt und mit Hilfe moderner Technologien wissenschaftlich belegt.

Langzeitstudien und Computervergleiche von Essgewohnheiten bestätigen, dass die Ernährung bei der Verhütung von Krankheiten eine große Rolle spielt. Im Folgenden werden effektive Lebensmittel für ein gesundes Altern dargestellt:

Lebens-mittel	**Hoher Gehalt an Mikronährstoffen**	**Anti-Aging-Effekt**
Artischocke	Vitamin B_3, Folsäure, Zink	Artischocken leisten einen wichtigen Beitrag zur Jungerhaltung der Zellen und des Immunsystems, regen die Leber- und Gallenfunktion an und fördern die Verdauung. Sie senken den Gehalt an LDL-Cholesterin und stabilisieren den Blutzuckerspiegel.
Avocado	Vitamin E, Aminosäure, Glutathion, Kalium	Mit dem Glutathion schützt die Avocado die Zellgesundheit vor dem Angriff von freien Radikalen. Sie senkt und optimiert das Cholesterin noch besser als fettarme Ernährung. Ihr Gehalt an Kalium schützt die Blutgefäße.
Beeren	Vitamin C, Beta-Carotin	Erdbeeren, Heidelbeeren, Himbeeren und Preiselbeeren schützen wegen ihres hohen Gehalts an Antioxidantien die Körperzellen gegen vorzeitiges Altern. Sie schützen vor allem das Innenwandsystem der Herzkranzgefäße. Ihre Polyphenole können den Blutdruck beeinflussen.
Brokkoli	Vitamin C, Beta-Carotin, Chrom, Folsäure Glutathion, Querzetin, Indolin, Sulforaphan	Wegen einer Vielzahl von Antioxidantien können die altershemmenden Eigenschaften des Brokkoli nicht hoch genug veranschlagt werden. Sulforaphan kann als Brokkoliwirkstoff die Tätigkeit der Entgiftungsenzyme so in die Höhe treiben, dass Krebsrisiken um zwei Drittel gemindert werden. Brokkoli-Esser leiden weniger an Herz- und Kreislauferkrankungen.
Fisch	Vitamin B_3, Vitamin B_6, Omega-3-Fettsäuren, Selen, Kalzium, Zink, Kalium	Vor allem fette Fische, wie Makrelen, Sardinen, Lachs, Hering, Thunfisch, Heilbutt usw. senken das Risiko für Herz- und Kreislauferkrankungen sowie Krebs, beugen Dickdarmentzündungen vor und reduzieren den Gehalt an LDL-Cholesterin im Blut. Japaner und Eskimos leiden seltener an kariovaskulären Krankheiten als Mitteleuropäer.

Lebens-mittel	Hoher Gehalt an Mikronährstoffen	Anti-Aging-Effekt
Joghurt und Kefir	B-Vitamine, Kalzium, Zink	Nur Joghurt mit lebenden Bakterienkulturen, vor allem mit Acidophilus und Bifidus, hat für die Gesundheit einen Wert. Regelmäßiger Verzehr von Joghurt hält die Darmflora im gesunden Gleichgewicht, stärkt das Immunssystem und schützt vor Infektionen.
Kohl	Vitamin B_1, B_2 und B_6, Vitamin C, Beta-Carotin, Kalzium, Folsäure	Alle Arten von Kohl, besonders aber Wirsing, beugen Herz- und Kreislauferkrankungen vor, senken das Risiko für Herzinfarkt und Schlaganfall und schützen vor Grauem Star. Kohl wehrt auch Dickdarm- und Magenkrebs ab, wie Langzeitstudien ergeben haben.
Karotten	Vitamin C, Beta-Carotin	Beta-Carotin neutralisiert freie Radikale. So halbiert es z. B. das Lungenkrebsrisiko, selbst bei ehemaligen starken Rauchern. Der orangefarbige Pigmentstoff stärkt auch das Immunsystem. Menschen mit niedrigen Beta-Carotin-Blutwerten neigen eher zu Herzinfarkt oder zu Schlaganfall.
Knoblauch	Vitamin A, B1, B2, Magnesium, Zink, Kupfer, Kalzium, Schwefelverbindungen mit dem Hauptbestandteil Allicin	Knoblauch, reich an Antioxidantien, verdünnt das Blut, senkt den Blutdruck, das Cholesterin und die Triglyzeride. Wegen seiner immunstärkenden Substanzen bekämpft er Infektionen und Viruserkrankungen. Er enthält chemische Stoffe, z. B. Quercetin und Ajone, die Krebs vorbeugen.
Nüsse	Vitamin B1, B6, B12, Vitamin E, Biotin, Zink, Magnesium, Selen, Mangan, Omega-3-Fettsäuren	Alle Nüsse sind sehr reich an Mikronährstoffen und tragen viel zur Gesunderhaltung und Vitalität der Zellen bei. Die Paranuss enthält extrem viel Selen, eine bedeutende Substanz im Schutz vor Zellalterung und vor oxidativem Stress. In Cashewkernen und Mandeln ist reichlich Magnesium enthalten. Ein ausgezeichnetes Herzschutzmittel!
Olivenöl	Vitamin E, Beta-Carotin, Kalzium, Magnesium, ungesättigte Fettsäuren, Flavonoide	Olivenöl ist gut für das Herz. Es verringert das schlechte LDL-Cholesterin, erhöht das gute HDL-Cholestein und verdünnt das Blut. Es enthält chemische Stoffe, die Krebs vermeiden helfen und das Altern verzögen. Die Einwohner von Kreta erreichen mit viel Olivenöl, Fisch und Gemüse die höchste Lebenserwartung in Europa.

Lebens-mittel	Hoher Gehalt an Mikronährstoffen	Anti-Aging-Effekt
Paprika	Vitamin E, Beta-Carotin, Kalzium, Magnesium, ungesättigte Fett-säuren, Flavonoide	Angesichts der vielen Paprikasorten ist grundsätzlich zwischen Gemüse und Gewürzpaprika zu unterscheiden. Zu den Gewürzpaprikas gehören besonders die roten scharfen Schoten, die Chilies. Sie reduzieren das Risiko für Herz- und Kreislauferkrankungen.
Sojabohnen	Vitamin B1, B2, B6, Folsäure, Panthothensäure, Kalium, Kalzium, Kupfer	Alle Sojaprodukte sind eine ausgezeichnete „Arznei" für das Herz und die Blutgefäße, senken das Cholesterin und reduzieren die Triglyzeride. Sie senken das Krebsrisiko und können bei Frauen das Östrogen ersetzen. Sojaerzeugnisse helfen traditionell auch bei Schwächezuständen, Konzentrationsmängeln und Altersbeschwerden.
Spinat	Vitamin C und E, Beta-Carotin, Folsäure, Kalium, Magnesium	Spinat senkt stark das Risiko für Dickdarm-, Mastdarm-, Speiseröhren-, Magen-, Prostata-Kehlkopf-, Rachen-, Gebärmutter-, Gebärmutterhals- und Lungenkrebs, weil er Carinoide, vor allem Beta-Carotin, in außerordentlich hoher Konzentration enthält.
Tomaten	Vitamin C und E, Beta-Carotin, Folsäure, Lykopin	Das Lycopin, das in den Tomaten enthalten ist, geht noch wirksamer gegen die freien Radikalen vor als das viel gerühmte Beta-Carotin. Hohe Lycopinwerte im Blut senken das Krebsrisiko. Das Lycopin der Tomate wird durch das Kochen und Konservieren nicht zerstört. Deshalb erhalten auch Dosentomaten, Tomatensaucen und Tomatensaft Jugend und Vitalität.
Trauben	Phenole und Antioxidantien, vor allem Vitamin C und Querzetin	Die Antioxidantien in den Trauben entspannen die Blutgefäße und verhindern eine Verstopfung der Arterien. Blaue Trauben wirken mehr als weiße. Das Antioxidanz Quercetin scheint eine der Hauptsubstanzen gegen Altern zu sein.

Ananas, Feigen, Kiwi, Papaya, Amaranth (das „Inkakorn"), Buchweizen, Dinkel, Hirse, Kürbis-, Pinien- und Sonnenblumenkerne, Ziegen- und Schafskäse zählen ebenso zu den Vitalstoffen. Mit ihrem hohen Gehalt an Vitaminen, Mineralien und Spurenelementen verlangsamen sie nicht nur den fortschreitenden Alterungsprozess. Sie wirken antioxidativ, fördern die Lebensdynamik und führen u. a. zu einer schönen Haut und glänzenden Haaren.

Kritik am Fleischkonsum

Auch wenn in Deutschland immer mehr Menschen vegetarisch und vegan leben, so ist der Fleischkonsum eindeutig zu hoch. Wie das "Statistische Jahrbuch" zeigt, hat sich mit 88 Kilogramm Fleisch jährlich pro Bundesbürger zwischen 2001 und 2012 kaum etwas am Verbrauch geändert. Ernährungswissenschaftler empfehlen höchstens zwei Fleischmahlzeiten in der Woche. In Maßen genossen, kann das Fleisch ein wichtiges Lebensmittel sein. Es enthält vor allem hochwertiges Eiweiß und wichtige Mineralien, z. B. Eisen. Bei zu viel Fleisch äußern führende Ernährungswissenschaftler jedoch große Bedenken.

In einer Studie der „European Prospective Investigation into Cancer and Nutrition (EPIC 1992)" heißt es: „Schon der Verzehr von täglich 100 Gramm Schweine-, Rind-, Lamm- oder Kalbfleisch erhöht das Darmkrebsrisiko um fast 70 Prozent, von der gleichen Menge Wurst, Speck, Fleischkonserven oder Schinken sogar um 90 Prozent". Für die Gesundheit bedenklich ist besonders das Braten und Grillen von Fleisch, auch von Geflügel. Durch diese Gartechniken werden generell schädliche Kohlenwasserstoffe und Amine erzeugt. Weniger gefährlich ist der Konsum von Fleisch nur dann, wenn es möglichst bei sehr großer Hitze angebraten und dann bei niedriger Temperatur gegart wird.

In Studien wird immer wieder betont, dass Vegetarier gesünder sind als Fleischesser. Diese Feststellung hängt sehr wahrscheinlich mit ihrem bewussteren Lebensstil zusammen. Vegetarier sind meist Nichtraucher, treiben häufiger Sport und trinken nur mäßig Alkohol. Der Verzicht auf Fleisch ist nicht unbedingt mit gesunder Ernährung gleichzusetzen. Neu ist in diesem Zusammenhang der Begriff „Flexitarier". Flexitarier sind Gelegenheitsvegetarier. Sie essen nur selten Fleisch und wenn, dann nur Bioprodukte.

Ovo-Lakto-Vegetarier essen weder Fleisch noch Fisch. Lakto-Vegetarier verzichten zusätzlich auf Eier. Frutarier wollen die Pflanzen schützen und essen vor allem Obst, Beeren und Nüsse. Veganer leben ohne tierische Produkte.

In früheren Jahrzehnten war die vegane und vegetarische Ernährungsweise sehr umstritten. Es hieß: Eine Versorgung mit allen nötigen Vitaminen, Mineralien und Spurenelementen sei nicht möglich. Alle Einwände gelten heute als widerlegt. Vom "Vegetarierbund Deutschland" (VEBU) wird allerdings empfohlen, Veganer sollten auf eine ausreichende Zufuhr von B 12, Eisen, Zink, Kalzium und Omega-3-Fettsäuren achten. Laut VEBU ist alle zwei Jahre ein Blutbild sehr wünschenswert.

Ist Deutschland noch eine Wurst und Fleischnation? Nach Schätzungen lebten 2014 über 7,8 Millionen Vegetarier und 900.000 Veganer in unserem Land. Dazu kommen die zahlreichen Teilzeit-Vegetarier, die nur wenig Fleisch essen. Eine Umfrage des "Forsa-Institutes" hat 2011 ergeben, dass jeder zweite Deutsche an drei oder mehr Tagen pro Woche auf Fleisch verzichtet.

Empfehlungen für den Besuch von Restaurants und Betriebskantinen

In Restaurants und Betriebskantinen wird in der Regel anders gekocht als zuhause, vor allem bei der Verwendung von Fett. Oft werden die Gerichte mit viel Butter und Sahne verfeinert, denn Fett ist ein sehr guter Geschmacksträger und deshalb bei Küchenchefs beliebt. Die Saucen sind besonders kritisch unter die Lupe zu nehmen. Hier „lauert“ oft besonders viel Fett. Restaurants und Betriebskantinen sind für nicht wenige eine „Figurenfalle“.

Die Suppen sind mit Vorsicht zu genießen, vor allem dann, wenn Cremesuppen auf der Speisekarte bzw. auf dem Speiseplan stehen. Cremesuppen: z B. Kürbis-Cremesuppe, Kohlrabi-Cremesuppe, Bärlauch-Cremesuppe, Spargel-Cremesuppe usw. enthalten häufig Billigfette und werden in der Regel nicht frisch zubereitet.

Auf frittierte Speisen ist generell zu verzichten! Frittierte Gerichte speichern besonders viel Fett im Essen und enthalten die für unseren Körper ungesunden Transfette, die durch übermäßige Erhitzung entstehen. Saucen sollte man sich extra reichen lassen und dabei nur wenig nehmen. Gemüse, das mit Kräutern statt Butter und Käse verfeinert wurde, ist die kalorienärmere Alternative.

Häufig fallen in Gaststätten die Portionen üppig aus. Es ist gut, wenn man auf die Vor- und/oder Nachspeise verzichtet. Noch weitere Hinweise, die sehr zu beherzigen sind: Gehen Sie nicht mit Heißhunger in ein Restaurant! Essen sie vor dem Besuch noch eine Kleinigkeit, z. B. Obst oder trinken sie viel Mineralwasser! Stürzen Sie sich nicht auf den Brotkorb, der ohnehin meist mit Weißbrot gefüllt ist! Immer gilt es, in Ruhe zu überlegen, was Sie bestellen. Eine fette „Tiramisu-Torte“ oder eine „Schwarzwälder-Kirschtorte“ können die hart erkämpften, verlorenen Kilos schnell wieder zunichte machen. Bestellen Sie lieber einen Obstsalat oder ein Sorbet!

Im Folgenden finden Sie in einer Übersicht Beispiele für kalorienarme Speisen und Beispiele, die für eine gesundheitsorientierte Ernährung empfehlenswert sind:

Menü	empfehlenswert	weniger empfehlenswert
Vorspeise	Tomatensuppe Wildkräutersalat Minestrone Spinatsuppe Linsensuppe Chicoreesalat	Kartoffelrahmsuppe Fleischklößchensuppe Leberspätzlesuppe Abgebräunte Grießsuppe Suppe mit Käsebiskuit Suppe mit Schinkenklößchen
Hauptspeise	Hühnerfrikassee mit Erbsen und Karotten Gekochte Rinderbrust mit Salzkartoffeln Spinat-Ricotta-Tortellini auf Radiccio Seelachsfilet mit Kartoffel-Gurkensalat Wiener Tafelspitz mit Wurzelgemüse Penne arrabiata	Entenkeule mit Orangensauce und Kartoffelknödeln Cordon-Bleu vom Schwein mit Pommes Frites Spanferkelbraten mit Starkbiersauce und Kartoffelknödeln Hirschgulasch in Wacholderrahm mit Butterspätzle Shanghai-Nudeln mit Geflügelfleisch in „Sweet-Chili-Sauce“
Dessert	Rote Grütze Erdbeerjoghurt Pfirsichquark Rhabarberkompott Milchkaltschale mit Beeren	Bayerische Creme Tiramisu Mokkacreme Milchreis mit Sahne Kaiserschmarrn Rahmstrudel „Wiener Art“

Individuelle ganzheitliche Ernährungsberatung

Die Ernährungsberatung durch Ärzte, Ernährungsberaterinnen, Ökotrophologen und Diätassistentinnen geht häufig weit über allgemeine Empfehlungen zur gesunden Ernährung hinaus. Sie dient vor allem der effektiven Therapie vieler Erkrankungen. Durch Eisen-, Vitamin- oder Eiweißmangel bedingte Krankheiten entwickeln sich z.B. oft bei einseitiger Ernährung oder nach „Blitzdiäten" oder unkontrollierten Fastenkuren. Die Ernährungsberatung sorgt u. a. bei Adipositas (Fettleibigkeit) für Fettreduzierung, bei Bluthochdruck für eine salzarme Kost, für eine kalziumreiche, aber phosphatarme Nahrung bei Osteoporose und bemüht sich um Patienten mit erhöhten Blutfetten. Krankenkassen bieten ihren Versicherten häufig als Serviceleistung Kurse mit allgemeiner oder themenspezifischer Ernährungsberatung an. Darüber hinaus führen sie aktuelle Listen über Krankenhäuser mit entsprechenden Fachabteilungen oder über diabetologische Schwerpunktpraxen.

„Es gibt eine Kraft aus der Ewigkeit, und diese Kraft ist grün."

(Hildegard von Bingen, 1098 - 1179)

8. Dynamik durch über hundert Mikronährstoffe

Die ständige Erneuerung von Zellen ist eine unabdingbare Voraussetzung für die Vitalität und Lebenserwartung eines Menschen. Um die biologische Uhr in Gang zu halten, müssen täglich ca. 140 Milliarden Zellen ausgetauscht und erneuert werden. Unser Körper wird eigentlich fortwährend neu geschaffen: Alle sieben Tage werden Haut und Schleimhäute erneuert, alle hundert Tage bilden sich neue Blutzellen und alle sechs Monate werden unsere Knochen ersetzt. Damit unser Körper diese Aufgaben bewältigen kann, wird ein hochwertiger „Bio-Kraftstoff" gebraucht. Fehlt er, beginnen alle Körperzellen rasch an Energie und Vitalität zu verlieren. Bestimmte Körperfunktionen werden beeinträchtigt oder können sogar in erheblichem Maße reduziert werden. Die Zusammensetzung des „Bio-Kraftstoffes" beruht auf folgenden Mikronährstoffen: auf Vitaminen, Mineralstoffen, Spurenelementen, Aminosäuren, Enzymen und sekundären Pflanzenstoffen.

Der Bedarf an Mikronährstoffen ist sowohl vom Lebensstil als auch von der individuellen Konstitution stark abhängig. Eine ausgewogene Ernährung leistet einen wertvollen Beitrag zur Förderung der Gesundheit und Vitalität. Nahrungsergänzungsmittel in bestimmten Situationen können das unterstützen, dürfen aber nicht als Ersatz für eine abwechslungsreiche und ausgewogene Ernährung dienen.

Überblick über die Mikronährstoffe

Der Zellstoffwechsel unseres Körpers benötigt für ein optimales, reibungsloses Funktionieren mehr als hundert Mikronährstoffe, die sich in folgende Gruppen aufteilen lassen:

1. Vitamine und vitaminähnliche Stoffe

z. B. Vitamin A, Beta-Carotin, Vitamine B_1, B_2, B_3, B_5, B_6, B_{12}, Vitamin C, Vitamin D, Vitamin E, Coenzym Q 10 usw.

2. Mineralien und Spurenelemente
z. B. Selen, Magnesium, Zink, Kalzium, Kalium, Phosphor, Eisen, Jod, Zink, Fluor, Kupfer, Chrom, Kobalt, Mangan usw.

3. Aminosäuren
z. B. Leucin, Isoleucin, Methionin, Phenylalanin, Threonin, Homocystein, Arginin, Histidin, Thyrosin, Cystein, Alanin, Serin, Asparaginsäure, Glutaminsäure, Clycin, Prolin, Hydroxyprolin usw.

4. Enzyme
z. B. Aprotinin, Bromelain, Heparin, Pankreatin, Papain, Lipase, Rutin, Amylase usw.

5. Sekundäre Pflanzeninhaltsstoffe
z.B. Cartinoide, Flavonoide, Phenolsäuren, Phytoöstrogene, Phytosterine, Saponine, Sulfide, Terpene usw.

Die Optimierung von Mikronährstoffen ist eine sichere Investition in die „Altersvorsorge". Unser Körper kann nur wenige selbst herstellen. Die orthomolekulare Medizin erforscht die richtige Zusammenstellung von Vitaminen, Mineralien, Spurenelementen, Enzymen und sekundären Pflanzenstoffen. Ihr individueller Bedarf schwankt sehr stark, je nach Alter, Ernährung, Lebensgewohnheiten, Bewegung und Umwelteinflüssen.

Zu den essentiellen, d.h. lebensnotwendigen Substanzen, gehören zuallererst die Vitamine. Unser Körper braucht sie für den reibungslosen Ablauf der wichtigsten Stoffwechselvorgänge, z.B. die Vitamine des B-Komplexes für den Eiweiß- und Kohlehydratstoffwechsel. Das Vitamin A ist, um ein weiteres Beispiel zu nennen, an der Schleimhautbildung beteiligt. Das Vitamin B12 und Folsäure sind für die Blutbildung unverzichtbar. Vitamin B6 baut z. B. mit Vitamin B12 und Folsäure Homocystein ab. Das bedeutet: Weniger Arterienverkalkung und Herz- und Kreislauferkrankungen!

Mineralien und Spurenelemente sind notwendig für den Aufbau und Erhalt von Knochen, Zähnen und Bindegewebe und für eine Reihe von Stoffwechselabläufen. Außerdem können bestimmte Vitamine, Enzyme und Hormone ihre Aufgaben im Organismus nur dann richtig erfüllen, wenn sie von Mineralien und Spurenelementen aktiviert werden. Prof. Dr. Linus Pauling (erhielt zweimal den Nobelpreis) sagte: „Bei jeder Krankheit findet man einen Mangel an Mineralien und Spurenelementen." Chrom, Fluor, Jod, Molybdän, Zink usw. spielen bei vielen Körperfunktionen eine entscheidende Rolle. So bekämpft z. B. Mangan Krebszellen.

Wichtig ist vor allem die regelmäßige Zufuhr von Magnesium. Es wirkt sich sehr positiv auf den Blutdruck und damit auf die Herzgesundheit aus. Eine Langzeitstudie mit 90.000 Frauen der USA hat ergeben: Das Risiko, einen plötzlichen Herztod zu erleiden, ist bei Frauen, die sich magnesiumreich ernähren, um ein Drittel geringer als bei Frauen, die nur geringe Mengen ans Magnesium zu sich nehmen. Bananen, Haferflocken und Walnüsse sind besonders magnesiumreich. Experten empfehlen älteren Menschen zusätzlich Magnesium einzunehmen, z. B. „Biolectra Magnesium „ oder „Magnesium Diasporal".

Die Aminosäuren unterstützen in den Körperzellen den Stoffwechsel, z. T. stimulieren sie die Ausschüttung und Produktion von Hormonen. So stabilisiert z.B. das Arginin die Insulinausschüttung, normalisiert damit den Blutzuckerspiegel, reguliert den Muskelaufbau und den Fettabbau über die Stimulation von Wachstumshormonen.

Zu den stärksten, vielseitigsten und wichtigsten der vom Körper selbst erzeugten Aminosäuren gehört das Glutathion. Hohe Glutathionblutwerte sagen gute Gesundheit im Alter und eine lange Lebensdauer voraus. Niedrige Werte prophezeien frühzeitig Krankheit und Tod. Der Glutathiongehalt sinkt im Alter zwischen 40 und 60 Jahren um 17 Prozent. „Mit wenig Glutathion im Körper liegt die Wahrscheinlichkeit chronischer Erkrankungen, herabgeminderter Tätigkeit und eines frühen Todes um ein Drittel höher", sagt die amerikanische Medizinjournalistin Jean Carper. Man sollte zu jedem Essen Nahrungsmittel mir einem hohen Sättigungsgehalt einnehmen. Sie wirken gegen die massive Zellzerstörung durch oxydierte bzw. mehrfach ungesättigte Fette. Das meiste Glutathion findet sich in frischem Obst und Gemüse.

Die Enzyme, komplexe Eiweißverbindungen, sind bei fast allen biochemischen Vorgängen in unserem Körper beteiligt. Ohne Enzyme ist kein Stoffwechsel möglich. Sie wirken u. a. durchblutungsfördernd und entzündungshemmend. Bis zum 25. Lebensjahr produzieren wir die Enzyme z. T. selbst, doch danach sind wir auf ihre Zufuhr durch die Ernährung z.B. mit Ananas, Papaya, Zitrusfrüchten, Gemüse, Kräutern usw. angewiesen. Altern vermindert die Enzymproduktion.

Langzeitstudien haben ergeben, dass für den gesundheitlichen Wert pflanzlicher Nahrungsmittel nicht nur der Gehalt an Vitaminen, Mineralien, Spurenelementen und Enzymen entscheidend ist: Viele Pflanzen enthalten Substanzen, die für den Menschen positive, gesundheitsfördernde Wirkungen besitzen, aber nicht lebensnotwendig sind. Diese bioaktiven Substanzen bezeichnet man als „sekundäre

Pflanzenstoffe". Bei einer Mischkost nehmen wir täglich pro Person 1,5 Gramm auf. Bereits in dieser Menge sind sie im menschlichen Organismus pharmakologisch bzw. medikamentös äußerst aktiv: Sie entgiften verschiedene Krebs erregende Substanzen, wirken antibakteriell, stärken das Immunsystem, senken den Cholesterinspiegel, regulieren den Blutdruck und bewahren vor Herz- und Kreislauferkrankungen. Am besten unter den sekundären Pflanzenstoffen sind Beta-Carotinoide erforscht, z. B. das Lycopin aus Tomaten. In Ländern, in denen sehr viele Tomaten verzehrt werden, tritt Prostatakrebs sehr selten auf.

Die "Deutsche Gesellschaft für Ernährung" betont die vielfältigen positiven Eigenschaften der sekundären Pflanzenstoffe für die Gesundheitsförderung und empfiehlt die so genannte Ampelregel:

„Iss' jeden Tag etwas Rotes, Gelbes und Grünes.
Dann hat deine Gesundheit freie Fahrt!"

Rot: Tomaten, rote Paprikaschoten, Beeren
Gelb: Karotten, gelbe Paprikaschoten, Mais, Aprikosen, Grapefruits usw.
Grün: Brokkoli, Grünkohl, Wirsing, Spinat, Feldsalat, Buschbohnen, Petersilie, Dill usw.

Personen, die über lange Zeit Medikamente einnehmen, wie chronisch Kranke (Diabetiker, Hypertoniker, Patienten mit Fettstoffwechselstörungen, Rheumatiker, psychisch Kranke usw.) und solche, die ständig Arzneien wie Schmerz- und Abführmittel einnehmen, zählen zu einer herausragenden Risikogruppe für einen Vitamin- und Mineralstoffmangel. Abführmittel und Entwässerungstabletten führen vor allem zu Kalium- und Magnesiumverlusten. Kortison gegen Entzündungen entzieht dem Körper Kalzium und Kalium, wodurch ein Mehrbedarf an diesen Mineralstoffen entsteht. Mittel gegen Übersäuerung des Magens können die Aufnahme von Eisen und anderen Mengen- und Spurenelementen vermindern.

Die Gruppe der älteren Menschen ab 65 stellt die größte Risikogruppe für einen Mangel an Vitaminen, Spurenelementen und Mineralien dar. Bei ihnen ist die Versorgung mit den Vitaminen A, A, B2, B6, C, D und Folsäure kritisch. Akute oder chronische Krankheiten gehen in fortgeschrittenem Alter meist in Verbindung mit einem stark erhöhten Bedarf an Medikamenten einher, der wiederum zu einem erhöhten Bedarf an Mikronährstoffen führt.

Auffällige Anzeichen für eine Unterversorgung mit Vitaminen und Mineralien sind: erhöhte Infektanfälligkeit, Antriebsschwäche, Müdigkeit, Haarausfall, vermindertes Kurzzeitgedächtnis, Unlust, Reizbarkeit, starke Stimmungsschwankungen, Konzentrationsstörungen, Hautveränderungen, trockene Haut, sprödes Haar, Bindegewebsschwäche, Zahnfleischbluten, Gelenkschmerzen, Stoffwechselstörungen, z.B. bei Jodmangel und Schilddrüsenerkrankungen.

Wer sich ausgewogen ernährt und nicht zu einer Risikogruppe gehört, ist in der Regel gut mit allen notwendigen Vitaminen und Mineralien versorgt. So lässt sich bereits mit einer Banane, einigen getrockneten Aprikosen und zwei bis drei Scheiben Vollkornbrot der tägliche Bedarf an Kalium decken. Vollkornbrot und Bananen sorgen außerdem für ausreichend Magnesium. Wer jeden Tag Milchprodukte auf dem Speiseplan hat, nimmt genügend Kalzium zu sich. Auch Zink, Kupfer und Eisen kommen in ausreichender Menge in Vollkornprodukten, in Hülsenfrüchten und Nüssen vor. Und wer zwei- bis dreimal die Woche Seefisch auf den Speiseplan setzt, braucht sich um die Zufuhr von Jod und Fluorid nicht weiter zu sorgen.

Ursachen für Defizite an Vitaminen und Mineralien

Wie gut wir mit Vitaminen und Mineralien versorgt sind, hängt in erster Linie von unserer Lebens- und Ernährungsweise ab. Die folgende Übersicht zeigt stark vereinfacht den Zusammenhang zwischen Lebensstil und Ernährungsverhalten und möglicher Mangelsituation:

Lebens- und Essgewohnheiten	Möglicher Nährstoffmangel
Wenig Obst	Vitamin C, Kalium
Wenig Salat und Gemüse	Vitamin C, Beta-Carotin, Magnesium, Folsäure, Kalium
Wenig Kohlenhydrate	B-Vitamine, Magnesium, Ballaststoffe
Wenig Milch und Milchprodukte	Jod, Vitamin B_2
Wenig Fisch	Kalzium, Vitamin B_2
Wenig Fleisch	B-Vitamine, Eisen, Zink, Selen
Streng vegetarische Kost (ohne tierische Lebensmittel)	Kalzium, Eisen, Zink, Vitamin B_{12}
Zigaretten rauchen	Vitamin B_{12}, Vitamin C, Beta-Carotin, Vitamin E, Selen, Folsäure

Lebens- und Essgewohnheiten	Möglicher Nährstoffmangel
Häufig / regelmäßig Alkohol	Magnesium, B-Vitamine, Kalium
Viel schwarzer Tee / Kaffee	Eisen
Häufig Schlankheitsdiäten	Alle Vitamine und Mineralien
Verhütungspillen	Vitamin B_6, B_{12}, C und Folsäure
Leistungssport	Alle Vitamine, Niacin, Zink, Kalium Magnesium, Kalzium, Eisen, Chrom
Dauermedikation	Vitamin B_2, B_6, C, Folsäure, vielseitige Wechselwirkungen mit Vitaminen, Mineralien und Spurenelementen

Altersprävention durch Antioxidantien

Eine gesunde Ernährung muss in erster Linie antioxidativ sein und die so genannten freien Radikalen unschädlich machen. In unserem Stoffwechsel entstehen ständig freie Radikale. Das sind sauerstoffhaltige Moleküle, die als aggressive Gifte die Zellen angreifen. Sie sind für viele Vorgänge im Körper sehr gefährlich.

Der fortwährende Angriff der freien Radikalen auf unseren Körper kann die Entstehung vieler Krankheiten fördern, vor allem Krebs, Herz- und Kreislauferkrankungen, Diabetes und Erkrankungen im rheumatischen Formenkreis. Auch auf die Augen (Makuladegeneration), auf Alterungsprozesse im Gehirn und auf das Immunsystem haben die freien Radikalen großen Einfluss. Wie zu erwarten ist, hat unser Körper gegen sie verschiedene Abwehrmechanismen gebildet. Die größte Rolle dabei spielen die Antioxidantien. Den täglichen oxidativen Stress, der sich im Blut und im Urin nachweisen lässt, können wir durch folgende Antioxidantien bekämpfen:

- durch die Vitamine A, C, E und Beta-Carotin
- durch die Mineralien Selen und Zink
- durch Enzyme, z. B. Bromelain, Pankreatin und Pepain
- durch sekundäre Pflanzenstoffe, z. B. Cartinoide, Flavonide, Phytoöstrogene und Saponide

Besonders gefährlich sind die so genannten Hydroxylradikale. Männer sind durch sie in jeder Phase ihres Alters gefährdet, Frauen erst nach der Menopause. Das kann evtl. eine Erklärung dafür sein, warum z. B. Männer in früheren Jahren einen Herzinfarkt bekommen als Frauen. Die Liste der Lebensmittel, welche antioxidativ wirken und die Bildung der Hydroxylradikalen verhindern können, ist zum Glück sehr lang. Folgende Nahrungspflanzen enthalten z. B. besonders viele Antioxidantien: Äpfel, Aprikosen, Bananen, Gerste, Heidelbeeren, Karotten, Knoblauch, Nüsse, Spinat, Süßkartoffeln, Zitrusfrüchte und Zwiebeln.

Antioxidantien-Pillen helfen nicht! Das belegte erneut die „Heart-Protection-Study" bei über 10.000 Patienten in den USA. Einen hervorragenden Schutz gegen Herzerkrankungen, gegen eine rasche Alterung der Haut und gegen eine Schwächung des Immunsystems bietet einzig und allein der gesteigerte Verzehr von verschiedenen Obst- und Gemüsesorten, die „Radikalenfänger" sind. Gut sind z.B. das Lycopin in den Tomaten, das Activin in den Traubenkernen und das Quercetin in den Zwiebeln.

Zur Problematik der Nahrungsergänzungsmittel

Nahrungsergänzungsmittel sind Produkte zur zusätzlichen Versorgung des Körpers mit bestimmten Nährstoffen. Die Werbung betont häufig ihre antioxidative Wirkung. Das "Bundesinstitut für Risikobewertung" hält Nahrungsergänzungsmittel für gesunde Personen, die sich mit gesunder Mischkost ernähren, für überflüssig. Auch die "Stiftung Warentest" rät von der Einnahme von Nahrungsergänzungsmitteln ab. Klinische Studien stellten 2013 fest, dass zu viele ältere Menschen zu viele Nahrungsergänzungsmittel in zu hohen Dosen einnehmen und dadurch Schaden nehmen. Zu viel Zink, z. B. durch Zinktabletten, kann zu Erbrechen, Beklemmungsgefühlen, Kopfschmerzen und Erbrechen führen. Zu viel Magnesium führt evtl. zu einem rapiden Abfallen des Blutdrucks, zu Schwindel, Müdigkeit und Durchfall.

Gerade im Herbst und Winter sind Multivitaminpräparate ein Verkaufsschlager. Doch Vorsicht! Viele Kapseln und Tabletten sind zum Teil drastisch überdosiert und können der Gesundheit schaden, warnt das Frankfurter Verbrauchermagazin "Öko-Test" nach einer Untersuchung von 22 Mitteln. Auch die US-Akademie der Wissenschaften warnt vor zu hoch dosierten Vitaminpräparaten. Vitamin C hat als Nahrungsergänzungsmittel in Labortests bei sehr hoher Dosierung Genschäden verursacht. Das "Bundesinstitut für gesundheitlichen Verbraucherschutz und Veterinärmedizin" warnt Raucher und Herz-Kreislauf-Kranke vor übermäßigem Genuss von Beta-Carotin Nahrungsergänzungsmitteln.

Während zu große Mengen an den wasserlöslichen Vitaminen C und der B-Gruppe normalerweise wieder ausgeschieden werden, kommt es bei Überdosen an fettlöslichen Vitaminen wie A, E und D zu Ablagerungen im Körper. Im Falle von Vitamin A kann es zu Sehstörungen, Kopfschmerzen, Appetitverlust, Schwindel, Haarausfall, Müdigkeit und Gelenkschmerzen kommen. Ein Überschuss an Vitamin E verursacht möglicherweise Sehstörungen, Müdigkeit und Kopfschmerzen. Eisen führt in zu großen Mengen zu giftig wirkenden Ablagerungen in Leber, Herz und Bauchspeicheldrüse.

Beständig versucht die Werbung uns einzureden, zu einer gesunden Ernährung müssen unbedingt Nahrungsergänzungsmittel dazu gehören. Eine Vollwert-Ernährung enthält alle Vitamine, Mineralien, Spurenelemente und sekundären Pflanzenstoffe, die essentiell, d. h. lebensnotwendig sind. Die Werbung spricht von einer permanenten Unterversorgung. Und das trifft nur bei wenigen Menschen zu! Dann weitere Bedenken: Bei Nahrungsergänzungsmitteln müssen ihre Hersteller über Neben- und Wechselwirkungen mit Arzneimitteln nicht informieren. Nahrungsergänzungsmittel aus dem Internet können nicht erkennbare illegale und hochgradig schädliche Substanzen enthalten.

Grundsätzlich sollte man Vitamin- und/oder Mineralstoffpräparate einnehmen, wenn Ärzte einen auffälligen Mangel feststellten, und wenn ein erhöhter Bedarf durch bestimmte Lebensmittel nicht behoben werden kann. Bei Mineralstoffen sollte prinzipiell auf Monopräparate, also auf solche, die nur einen Nährstoff enthalten, zurückgegriffen werden.

In Deutschland unterliegen die Nahrungsergänzungsmittel den Bestimmungen des Lebensmittelrechts. Sie gelten nicht als Arzneimittel, wie vielfach in den USA. Für deutsche Nahrungsergänzungsmittel bestehen keine Registrierungs- und Zulassungspflicht. Es sind keine Qualitätskontrollen, Wirksamkeits- und Unbedenklichkeitsnachweise notwendig. Nur wenige Herstellungsfirmen stehen für hohe Qualitätsstandards. Ihre Produkte basieren nicht auf den neuesten wissenschaftlichen Forschungen.

„Lasst euere Nahrung euer Heilmittel sein!"
(Hippokrates, griechischer Arzt, 460 v. Chr. - 377 v. Chr.)

9. Spezielle Ernährungsrichtlinien ab dem 65. Lebensjahr

In Deutschland ist heute jeder fünfte Mensch über 65 Jahre alt. Jeder Einzelne sollte sich bemühen, im Alter gesund und geistig frisch zu bleiben. Um das zu erreichen, ist es unter anderem notwendig, sich richtig zu ernähren. Ähnlich wie der Körper des Menschen im Laufe seines Lebens unterschiedlichen Belastungen ausgesetzt ist, muss er auch eine unterschiedlich zusammengesetzte Ernährung bekommen. Eine auf den Körper „maßgeschneiderte" Ernährung kann nämlich in vielen Fällen helfen, aufkommende Altersbeschwerden zu mildern oder sogar zu beseitigen. Mit zunehmendem Alter, schon etwa ab dem 50. Lebensjahr, nimmt der Energiebedarf des Körpers ab, weil die Verbrennungsvorgänge im Körper langsamer ablaufen, der Darm träger reagiert und die Muskulatur sich wegen des Bewegungsmangels stärker zurückbildet, der Körper dadurch mehr zum Fettansatz neigt. Menschen ab 65 brauchen rund ein Drittel Nahrungsmenge weniger als in „den besten Jahren". Die Energiezufuhr sollte deshalb auf 1800 - 2200 Kalorien reduziert werden.

Typische Ernährungsfehler im Alter

Für einen Teil älterer Menschen ist Essen zum Lebensinhalt geworden. Diese Gruppe isst regelmäßig, wie aber Untersuchungen gezeigt haben, zu viel, zu fett und zu süß. Dadurch entsteht ganz ohne Zweifel Übergewicht. Aber gerade das kann das Wohlbefinden stark einschränken, weil es den Kreislauf und das Herz belastet.

Rund 15 Prozent der Deutschen leidet im Alter unter Appetitlosigkeit und sind durch Unterernährung bedroht. Weil Geruchs- und Geschmacksinn auffällig nachlassen, wird Essen zur Nebensache. Nur Süßes behält seinen Reiz. Weitere Gründe können Kau- und Schluckbeschwerden sein. Aus psychologischen Gründen kommt erschwerend hinzu, dass viele im Alter Alleinstehende – hier vor allem Männer – der Zubereitung einer vernünftigen Mahlzeit zu wenig Zeit widmen und stattdessen lieber Süßigkeiten essen und alkoholische Getränke zu sich nehmen.

Bei vielen Untersuchungen stellte man immer wieder fest, dass wichtige Vitamine und Mineralstoffe (Kalzium, Kalium, Magnesium, Jod, Zink, Vitamin A, C, D, B_1, B_2, B_6, Folsäure) in der Nahrung älterer Menschen fehlen. Aber auch Ballaststoffe und Flüssigkeit werden in zu geringem Maße aufgenommen. Eine gesunde Lebensweise und eine an das Alter angepasste Ernährung können sich jedoch wesentlich auf die Lebensqualität und die Lebenserwartung auswirken. Durch geringere körperliche Tätigkeit sinkt der Bedarf an den Kalorienträgern Kohlehydraten und Fett, der Bedarf an Eiweiß und Wirkstoffen bleibt aber gleich. Für ältere Menschen ist daher der Verzehr komplexer Lebensmittel mit hoher Wirkstoffdichte zu empfehlen. Hierzu zählen vor allem Getreideprodukte aus dem vollen Korn sowie Gemüse und Obst. Die Wirkstoffdichte gibt das Verhältnis lebenswichtiger Wirkstoffe im Verhältnis zum Kaloriengehalt pro 100 g eines Lebensmittels an. Je höher die Wirkstoffdichte, desto günstiger ist das Lebensmittel für die menschliche Ernährung.

Ernährungsleitlinien ab 65

Die tägliche Ernährung sollte ab dem 65. Lebensjahr abwechslungsreich und leicht verdaulich sein, d. h. möglichst von allem etwas und weniger Fett essen. Der Fettgehalt der Nahrung lässt sich dadurch stark reduzieren, dass man Milch und Milchprodukte mit geringem Fettgehalt kauft, z.B. Magermilch, fettarmen Jogurt, fettarmen Käse, Magerquark oder Quark mit 20 Prozent Fettgehalt usw.

Nach den Ergebnissen mehrerer Langzeitstudien haben Eskimos bis ins hohe Alter einen gesunden und stabilen Kreislauf. Sie ernähren sich hauptsächlich von Kaltwasser-Seefischen, die einen sehr hohen Anteil an Omega-3-Fettsäuren aufweisen. Im Rahmen einer cholesterinbewussten Ernährung, aber auch bei Fettstoffwechselstörungen senken Omega-3-Fettsäuren deutlich die Blutfette. Außerdem sind sie bei Arteriosklerose, bei hohem Blutdruck sowie bei entzündlichen Prozessen, hier vor allem bei Gelenkbeschwerden, sehr zu empfehlen.

Mit steigendem Alter sollte man Frischkornbreie und grob geschrotetes Vollkornbrot meiden. Die Bruchstücke der Körner wirken wie die Körnung eines Sandpapiers und beschädigen die Darmwand. Die Folgen sind Störungen bei der Nahrungsverwertung und eine Fehlbesiedelung des Dünndarms, verbunden mit Durchfällen, Bauchschmerzen und Blähungen.

Ganz wichtig ist, dass mehr eiweißhaltige Lebensmittel gegessen werden. Hochwertiges Eiweiß ist enthalten in magerem Fleisch, in Fisch (Seelachs, Rotbarsch, Schellfisch, Seezunge, Scholle, Forelle, Zander), in Milch und Milcherzeugnissen. Fettarmer Kefir, eine Sauermilchspezialität aus dem Kaukasus, gilt als Getränk der Hundertjährigen.

Ballaststoffe dürfen selbstverständlich in der Ernährung nicht zu kurz kommen. Sie sorgen dafür, dass die mit fortschreitendem Alter häufig eintretende Darmträgheit behoben wird. Diese Wirkung haben faserreiches Gemüse und Obst.

Die Empfehlung, mehrere kleine Mahlzeiten am Tag zu essen, hat für Menschen ab 65 ein besonderes Gewicht, weil sie dadurch die Regulation der Stoffwechselvorgänge erheblich entlasten können, die mit zunehmendem Alter langsamer werden.

Medikamente und Ernährung

Viele ältere Menschen leiden an chronischen Erkrankungen und müssen regelmäßig, oft mehrmals täglich vom Arzt verordnete Medikamente einnehmen. Neben ihrer therapeutisch gewollten positiven Wirkung haben fast alle Medikamente auch unerwünschte negative Einwirkungen auf den Stoffwechsel. So führt die regelmäßige Einnahme von Abführmitteln zu einem Mangel an Kalium. Weiterhin begünstigen verschiedene andere Medikamente wie Schmerz-, Schlaf- und Beruhigungsmittel bei unausgewogener Ernährung Vitaminmangelzustände. Es fehlen häufig: Vitamin B2, Vitamin B6, Vitamin C und Folsäure. Folgende Erkrankungen verlangen einen Mehrbedarf an Mineralstoffen:

Infektionskrankheiten	Selen, Zink
Krebs	Selen, Zink
Schilddrüsenerkrankungen	Jod, Selen, Kalzium
Leber- und Nierenerkrankungen	Magnesium, Selen, Zink
Osteoporose	Magnesium, Kalzium, Kupfer, Zink
Gastritis	Kalium, Magnesium
Diabetes mellitus II	Chrom, Magnesium, Zink

Die Trinkmenge als ein spezielles Problem im Alter

Ausreichend zu trinken, fällt älteren Menschen zunehmend schwerer. Dafür lassen sich einige gute Gründe anführen. Zu den Hauptursachen gehört mangelndes Durstempfinden. Weil es nicht bewusst erlebt wird, gerät das regelmäßige Trinken schlichtweg in Vergessenheit. Schließlich entscheiden sich nicht wenige ältere Menschen bewusst gegen das Trinken. z. B. wegen Inkontinenz.

Je nach individueller Situation kann der Flüssigkeitsbedarf stark variieren, wie Gerontologen immer wieder betonen. Wer z. B. Diuretika bei Bluthochdruck mit entwässernder Wirkung einnehmen muss, benötigt über den Tag verteilt größere Trinkmengen.

Die "Deutsche Gesellschaft für Ernährung" empfiehlt pro Kilogramm Körpergewicht 30 ml Flüssigkeit. Das wären für einen 70 Kilogramm schweren Mann 2,1 Liter. Auf persönliche Trinkvorlieben ist zu achten. Manche ältere Menschen bevorzugen lieber milden Birnensaft als sauren Orangensaft. Durch eine überlegte Auswahl „feuchter" Speisen" lässt sich die Flüssigkeitsaufnahme beim Essen zusätzlich steigern. Wer Probleme hat, genug zu trinken, dem helfen folgende Empfehlungen:

- Bereits am Morgen die für den Tag vorgesehene Trinkmenge bereitstellen, z. B. eine Flasche Mineralwasser oder eine Kanne Tee.
- Bei den Hauptmahlzeiten immer Wasser trinken! Vor und nach der Mahlzeit!
- Zu Alkohol und Kaffee immer ein Glas Wasser, vorzugsweise stilles Wasser trinken!
- Für jeden Ausflug bzw. für jede Reise Getränke mitnehmen! Bei Hitze ein absolutes „Muss"!
- Täglich Obst und Gemüse mit einem hohen Wasseranteil essen!
- Unmittelbar nach dem Sport ausreichend trinken! Mindestens ein großes Glas Wasser!

Wenn alle älteren Menschen diese Empfehlungen beachteten, dann gäbe es in Deutschland keinen „Trinknotstand". Die Studien der "Deutschen Gesellschaft für Ernährung" zeigen immer noch: Im Schnitt trinken in Deutschland 20 Prozent zu wenig. Folgende Symptome können darauf hinweisen, dass man zu wenig getrunken hat:

- Die Urinmenge ist gering, der Urin dunkel verfärbt.
- Nachts stellen sich Wadenkrämpfe ein.
- Die Konzentration lässt nach.

- Der Blutdruck sinkt.
- Man fühlt sich müde. Die Mundschleimhäute sind wie ausgetrocknet.
- Probleme mit der Verdauung und Verstopfung weisen auf Flüssigkeitsdefizite hin.

Bei mehreren dieser aufgeführten Warnsignale ist ein Arzt aufzusuchen.

Alkoholsucht im Alter nimmt zu

Immer mehr Mensch ab 65 sind nicht nur abhängig von Medikamenten, sondern auch vom Alkohol. In Deutschland gibt es im Alter eine weit verbreitete Suchtproblematik. 20 Prozent der Männer und acht Prozent der Frauen zwischen 65 und 80 betrinken sich regelmäßig bis zur Besinnungslosigkeit, wie unlängst das Bundesgesundheitsministerium unter Berufung auf eine Studie des „Robert-Koch-Institutes“ in Berlin mitteilte.

Meist werden für den späten Beginn einer Sucht dramatische Lebensereignisse, wie der plötzliche Tod des Lebenspartners genannt. Auch der Übergang aus dem Berufsleben in die Rente macht Probleme. Damit sind finanzielle Einbußen verbunden oder es droht nicht selten die Einsamkeit. Die Bereitschaft, Einrichtungen der Suchthilfe in Anspruch zu nehmen, ist im Alter gering. So gehören alkoholische Getränke für viele ältere Menschen zum Alltag. Dabei unterschätzen sie leicht die Gefahren, die vom Alkohol ausgehen. Die Alkoholverträglichkeit nimmt im höheren Lebensalter ab. Mit steigendem Alter sinkt der Wasseranteil im Körper. Die gleiche Menge des konsumierten Alkohols verteilt sich im fortgeschrittenen Alter auf immer weniger Körperflüssigkeit und führt zu einem höheren Alkoholpegel. Die Leber braucht länger zum Abbau des Alkohols.

„Ohne Wasser ist kein Heil“.

(Johann Wolfgang von Goethe. Dichter und Naturforscher, 1749 – 1832)

10. Das Wasser, die Quelle der Vitalität

Gesunde Ernährung fängt flüssig an. Unser Körper benötigt Tag für Tag ausreichend Flüssigkeit zum Leben. Dem Trinken ist ebenso viel Bedeutung zuzumessen wie dem Essen. Sich gesund und bewusst zu ernähren, bedeutet auch ausreichend und auf die richtige Weise zu trinken. Nur so werden wichtige Körperfunktionen nicht beeinträchtigt. Zu wenig Wasser macht uns krank. Der Mensch besteht zu rund 60 Prozent aus Wasser. Unser Gehirn sogar aus über 90 Prozent Wasser. Bei einer 70 kg schweren Person sind das immerhin 42 Liter. Ohne Wasser geschieht im Körner nichts. Das Wasser ist an allen wichtigen Stoffwechselvorgängen beteiligt. Wasser ist Hauptbestandteil des Blutes, der Lymphflüssigkeit und der Verdauungssäfte. Wasser sorgt dafür, dass die Schleimhäute nicht austrocknen. Es ist wichtig für die Polsterung der Gelenke und der inneren Organe.

Gegen Ende des Lebens trocknet der Körper zunehmend aus. Häufig liegen die Senioren nur bei einem Wasseranteil von 50 Prozent. Ein starkes Absinken des „Pegelstandes“ ist bedrohlich. Es kann zu Funktionsbeeinträchtigungen, z. B. zu Schwindel kommen. Rund 75 Prozent der älteren Menschen trinken nicht genügend.

Zu wenig Flüssigkeit quittiert der Körper stark unterschiedlich. Ein Beispiel: Dr. Edmund Beltz, Institut für Arbeitsmedizin der Universität Ulm, untersuchte 2001 routinemäßig das Blutbild von älteren Arbeitern und Angestellten. Er stellte fest: Wegen zu geringer Flüssigkeitszufuhr war ihr Blut zu dick (erhöhter Hämatokritwert). Auch ihre roten Blutkörperchen (Erythrozyten) waren verkleinert und schrumpelig.

Krankheiten, wie Nierensteine, Verstopfung und Durchblutungsstörungen können erste Anzeichen für eine zu geringe Flüssigkeitszufuhr sein. Wassermangel gleicht der Körper zunächst aus: Um die Schlackenstoffe lösen zu können, verwendet er das wertvolle Zellwasser. Dabei sterben Zellen ab; Cellulite, Schwellungen und Ödeme entstehen. Wenn im Organismus lange Zeit zu wenig reines Wasser verfügbar ist, lagern sich mehr und mehr Schlacken und

Schadstoffe in Gefäßen und Geweben ab. Das überlastet Stoffwechsel- und Ausscheidungsorgane. Gewebsflüssigkeit, Blut und Lymphe dicken ein, die Abwehrkräfte nehmen ab, die Übertragung der Nervenimpulse wird schwächer oder ganz blockiert, die Zellerneuerung verlangsamt sich und man altert schneller. Die Konzentration lässt nach, die Leistungsfähigkeit nimmt ab, die Nieren werden schlechter durchspült, und die Haut verliert an Spannkraft. Diese Veränderungen geschehen aber sehr langsam, so dass man sie anfangs gar nicht wahrnimmt. Und der Durst ist kein „verlässlicher Partner", wenn es darum geht, den Bedarf an Flüssigem zu bemerken. Denn je älter der Mensch wird, umso weniger Durst empfindet er.

Was sollen wir trinken?

Man sollte viel Mineralwasser trinken. Es versorgt den Körper mit wichtigen Mineralien und Spurenelementen, welche der Haut und dem Aussehen sehr zugute kommen. Damit füllt man die unsichtbaren „Wasserspeicher" des Unterhautgewebes auf, und die Haut sieht glatt und rosig aus. Bei Wassermangel wird das im Bindegewebe gelagerte Hautwasser ins Körperinnere abgezogen. Die Folge: Die Haut trocknet aus, sie wirft Falten.

An erster Stelle unter den Getränken sollte nicht irgendein Mineral- oder Tafelwasser stehen, sondern möglichst schadstofffreies, stilles Wasser. Ohne Kohlensäure! Das ist gesünder!

Neben dem stillen Wasser sind frisch gepresste Fruchtsäfte, Gemüsesäfte, verdünnte Obstsäfte und Obstnektare (Saftschorlen), ungezuckerte Kräuter- und Früchtetees sehr geeignet. Weniger geeignet: Limonaden, Cola-Getränke, Instant-Getränke und „Power-Drinks". Sie enthalten zu viel Industriezucker, kaum Vitamine, Mineralien und Spurenelemente und außerdem viel Phosphat, das die Aufnahme von Kalzium verhindert. Kaffee, schwarzen und grünen Tee sollten wir nur in Maßen trinken. Sie enthalten u. a. Stoffe, wie B. Koffein und Theobromin, die dem Körper Wasser entziehen. So ist es gut, beim Konsum von Kaffee, schwarzem und grünem Tee zusätzlich (Mineral-)Wasser zu trinken, um den Wasserverlust auszugleichen.

In Deutschland gibt es über 500 Mineralwässer. Sie unterscheiden sich sehr stark durch ihren unterschiedlichen Mineralstoffgehalt. Bei der Wahl des Mineralwassers sollte man immer auf den persönlichen Bedarf und weniger auf den Geschmack achten:

- Kalziumhaltiges Mineralwasser mit mehr als 150 Milligramm Ca2+ pro Liter sorgt für starke Knochen und beugt Osteoporose vor.
- Magnesiumreiches Mineralwasser mit mindestens 50 Milligramm Mg2+ pro Liter unterstützt das Nervensystem. Konzentrationsschwächen und Schlafstörungen können durch magnesiumreiches Mineralwasser reduziert werden.
- Natriumarmes Mineralwasser ist bei kochsalzsensiblem Bluthochdruck zu empfehlen. Mit weniger als 20 Milligramm Na+ pro Liter!
- Natriumreiches Mineralwasser sollte von älteren Menschen getrunken werden, bei denen sich nicht selten Natriummangel zeigt. Mit mehr als 200 Milligramm Na+ pro Liter!

Das Trinken von Mineralwasser sollte fest in den Tagesablauf eingeplant werden. Trinkrituale sind sehr nützlich, weil von älteren Menschen das Trinken sehr häufig vergessen wird. So sollte Mineralwasser immer reichlich gut sichtbar bereitstehen. Ein Glas Mineralwasser vor und nach jeder Mahlzeit sollte selbstverständlich sein.

Höhe des Flüssigkeitsbedarfs

Wie hoch der Wasserbedarf des Einzelnen ist, hängt von vielen individuellen Faktoren ab. Im Durchschnitt braucht ein Erwachsener bis zu drei Liter pro Tag. Die Flüssigkeitsmenge schwankt je nach Alter, Geschlecht und dem Anteil an Muskelgewebe und Fett. Beim Mann ist der Anteil größer als bei der Frau, beim Sportler größer als beim Nichtsportler.

Der Flüssigkeitsbedarf wird gesteigert durch körperliche Aktivität und durch heißes Klima. So ist beispielsweise der Gewichtsverlust, den ein Sportler während eines Wettkampfs erleidet, in erster Linie ein Wasserverlust. Es können im Extremfall vier bis fünf Liter sein. Eine weitere Rolle spielt die Ernährung. Ist die Nahrung sehr salzhaltig, wird Wasser durch Natrium im Gewebe gebunden, ist deshalb nicht verfügbar und muss erneut zugeführt werden. Auch Abmagerungskuren verlangen viel Wasser.

Es ist relativ einfach festzustellen, ob man zu wenig trinkt bzw. an einem Flüssigkeitsmangel leidet. Deutliche Anzeichen sind: Trockene Lippen, trockener Mund, trockene Nase, dumpfe Kopfschmerzen, Schwindel, Kreislaufstörung, Konzentrationsfehler, Erschöpfung, Müdigkeit, dunkler Urin und Verstopfung

Die langfristigen Folgen bei einem Flüssigkeitsmangel sind dramatisch. Bekommt der Körper zu wenig Wasser, leidet zuerst und am heftigsten das Gehirn. Bei jungen Menschen besteht das Gehirn noch zu 80 Prozent aus Wasser, bei Menschen ab dem fünfzigsten Lebensjahr sind es nur noch 60 Prozent. Deshalb fallen Trinkdefizite mehr ins Gewicht. Viel zu trinken, beugt auch Schlaganfällen vor. Wie die neuesten Forschungsarbeiten zeigen, hat wer dauerhaft zu wenig trinkt, ein höheres Risiko für Blasen- und Darmkrebs. Trinken Frauen z. B. durchschnittlich fünf Gläser Wasser, sinkt ihre Darmkrebsrisiko um 45 Prozent. Trinkt man zu wenig, bilden sich viel eher Nieren- und Blasensteine. Die Stoffwechselprodukte neigen leichter zur Verklumpung. Steht dem Körper genügend Flüssigkeit zur Verfügung, sind die Schleimhäute der Atemwege besser durchblutet und können so die Erkältungsviren und eine aufkommende grippale Infektion besser abwehren.

Messungen zeigen: Trinkt man ausreichend, hat man weniger bzw. weniger tiefe Falten. Auch bei trockener Haut ist das Trinken sehr segensreich. Ob man genügend trinkt, kann man an der Haut erkennen. Der Test: Eine Hautfalte, z. B. am Oberarm hochziehen! Bleibt die Falte kurzfristig stehen, ist sehr wahrscheinlich die Trinkmenge zu gering.

Bei Erwachsenen empfiehlt die "Deutsche Gesellschaft für Ernährung" 25 bis 45 Milliliter Flüssigkeit je Kilogramm Körpergewicht. Damit der Stoffwechsel rund läuft, sind das rund 2 Liter bei 70 kg Körpergewicht pro Tag bei normalem Energieumsatz und den Klimabedingungen in Deutschland! Bei sportlichen Aktivitäten, bei schwerer körperlicher Arbeit, bei Hitze mit starkem Schwitzen kann sich der Flüssigkeitsbedarf durchaus auf vier Liter verdoppeln, in Extremfällen, z. B. bei Reisen in tropische Länder sogar auf zehn Liter steigen.

Bei Schlankheitsdiäten sollte man ebenfalls mehr trinken. Denn wenn man weniger zu sich nimmt, fehlt das Wasser aus Lebensmitteln, vor allem aus Obst und Gemüse, und das Oxidationswasser aus dem Stoffwechsel. Auch wenn man sich sehr ballaststoffreich ernährt, wird der Wasserbedarf höher sein.

"Verwirrte", chronisch kranke Menschen mit Gedächtnis-, Orientierungs- und Wortfindungsstörungen haben oft tagsüber zu wenig getrunken und sind dehydriert. Die Zufuhr von Flüssigkeit sorgt dann meist schnell wieder für geistige Klarheit.

Schadet ein Glas Wein?

Alkoholische Getränke sollten nur gelegentlich und dann in kleinen Mengen konsumiert werden. Als Faustregel für den Alkoholkonsum gilt:

Männer sollten täglich nicht mehr als 20 g Alkohol zu sich nehmen, Frauen maximal 10 Gramm. Das entspricht einer Menge von:

1 Glas Wein (0, 2 Liter) bei Männern
1 kleines Glas Wein (0, 1 Liter) bei Frauen
2 Gläser Bier (0, 25 Liter) bei Männern
1 Glas Bier (0, 25 Liter) bei Frauen.

Es gilt inzwischen als nachgewiesen, dass Alkohol in kleineren Mengen Arteriosklerose vorbeugen sowie das Risiko von Erkrankungen der Herzkranzgefäße herabsetzen kann. Allerdings hat man diese positiven Auswirkungen bisher nur bei Männern über 35 Jahren und Frauen nach der Menopause beobachtet. Zu viel Alkohol kann zu Leberschäden und Entzündungen im Bauchraum und der Speiseröhre führen. Außerdem wird ein Zusammenhang zwischen Alkohol und Krebserkrankungen der Leber, des Mundbereichs, der Speiseröhre und der Brust vermutet.

Eine Studie, die von Severine Sabia des Londoner University College geleitet wurde, hat ergeben, dass auch durch exzessiven Alkoholkonsum die Gedächtnisleistungen von älteren Menschen, besonders von Männern eingeschränkt werden. Trinken Männer mehr als zehn Jahre lang überdurchschnittlich viel Alkohol, gehen ihr logisches Denken und ähnliche kognitive Fähigkeiten auffällig zurück. Davon können auch Männer mittleren Alters betroffen sein. Personen, die ihr Leben lang nur moderate Mengen Alkohol zu sich nehmen, haben gegenüber Vieltrinkern ein vermindertes Sterberisiko, z. B. durch Herz- und Kreislauferkrankungen. Das zeigte eine große europäische Langzeitstudie.

Alkohol ist bei Vieltrinkern Gift für die Zellen, das Organe und Nervenzellen schädigen kann. Vor allem über die Schleimhäute im Dünn- und Dickdarm wird er rasch in den Blutkreislauf aufgenommen. Die Blutalkoholkonzentration ist etwa 45 bis 75 Minuten nach dem Alkoholkonsum am höchsten. Bei gleicher Trinkmenge ist sie bei Frauen höher als bei Männern. Bereits sehr geringe Mengen Alkohol wirken sich negativ aus bei psychisch Kranken, bei Menschen, die Medikamente einnehmen und bei Menschen, deren nahe Verwandte Alkoholprobleme haben. Denn Abhängigkeit vom Alkohol ist auch genetisch bedingt.

Wasser als Heilmittel

Heilwässer sind in jedem Alter, besonders aber im fortgeschrittenen Alter zu empfehlen. Sie unterscheiden sich vom handelsüblichen Mineralwasser. Sie unterliegen als zulassungspflichtige Arzneimittel dem Arzneimittelgesetz. Pro Liter Wasser müssen mindestens 1 Gramm Mineralstoffe enthalten sein. Heilwasser wirken sehr effektiv bei der Verhütung und Linderung von Erkrankungen. Im Unterschied zum Süßwasser kommen sie aus großen unterirdischen Tiefen und haben einen besonders hohen Gehalt an gelösten Mineralien und eine besondere chemische Beschaffenheit, z. B. eine hohe Eisen-, Fluorid- Jodid- oder Radonkonzentration. Heilwasser können in Form von Tinkturen, Inhalationen und Bädern je nach Inhaltsstoff wie folgt angewandt werden:

- Sulfatwasser — z. B. bei Magen- und Darmerkrankungen (Trinkkur)
- Chloridwasser — z. B. bei Asthma (Inhalation)
- Hydrokarbonatwasser — z. B. bei Bluthochdruck und Herz- und Kreislaufbeschwerden (Heilbad)
- Schwefel- und Radonwasser — bei Gelenkerkrankungen (Heilbad).

Gernot von Hahn und Hans-Kaspar von Schönfels, die Autoren des bemerkenswerten Buches „Wunderbares Wasser – Von der heilsamen Kraft der Brunnen und Bäder“, schreiben zur therapeutischen Wirksamkeit der Heilwässer: „Natrium speichert Wasser und beruhigt, Kalium scheidet Wasser aus und wirkt belebend, Kalzium ist gut für die Knochenbildung, für Nägel und Haare, Eisen trägt zur Blutbildung bei und regelt die Atmung, Chlor regelt die Nieren- und Magentätigkeit, Magnesium regelt Nerven- und Muskeltätigkeit, Schwefel hilft Sauerstoff zu transportieren, Phosphor steuert den Stoffwechsel ...”.

„Ich habe wenige Menschen am Hunger sterben sehen,
am Überessen aber Hunderttausende".
(Benjamin Franklin, amerikanischer Politiker und Philosoph, 1706 —1790)

11. Das Übergewicht und seine Folgen

An Übergewicht leiden über 50 Prozent aller Deutschen. Das bedeutet: Ihr Body-Maß-Index (BMI) beträgt mehr als 25. An den verschiedenen Stadien der Fettsucht mit einem BMI über 30 sind etwa 15 bis 20 Prozent der deutschen Bevölkerung erkrankt. Nach groben Schätzungen leiden zwei Prozent mit einem BMI über 40 an extremer Fettsucht. Jeder dritte Deutsche, der vorzeitig in den Ruhestand tritt, ist fettsüchtig. 70 Prozent aller 65-jährigen sind zu dick und werden deshalb krank.

Übergewicht ist in Deutschland vor allem ein Problem der Männer. 62 Prozent sind von ihnen zu schwer. Von den Frauen bringen nur etwa 40 Prozent mehr auf die Waage, teilte 2014 das "Statistische Bundesamt" in Berlin mit. Dabei sind alle Bemühungen um ein Normalgewicht eine wichtige Voraussetzung für ein gesundes und vitales Alter.

Es ist ganz normal, dass man mit den Jahren etwas an Gewicht zulegt, und das ist nur in seltenen Fällen eine Gefahr für die Gesundheit. Ursache dieser Extrapfunde ist z. T. eine verminderte körperliche Aktivität im reiferen Alter und damit der damit verbundene Ersatz von Muskelgewebe durch Fett. Normal ist folglich, dass man in Stress- und Konfliktsituationen mit einer Steigerung des Appetits reagiert.

Ist Übergewicht eine Krankheit?

Beim Übergewicht weichen Männer und Frauen vom Idealgewicht um mehr als 20 Prozent ab. Adipositas ist der medizinische Begriff für Fettsucht, eine Folge von zu kalorienreicher und zu fetter Ernährung. Sie führt zwangsläufig zu ernsthaften Erkrankungen. Übergewicht ist für viele Menschen auch ein wichtiges kosmetisches Problem. Der Verlust an Attraktivität hat oft weitreichende psychische und soziale Folgen. Übergewicht vermindert die körperliche

Beweglichkeit. Eine übergewichtige Person kann nicht so leicht Sport treiben und ist insgesamt weniger aktiv.

Jeder dritte, der heute in Deutschland vorzeitig in Ruhestand tritt, ist fettsüchtig und an mindestens einer Variante des metabolischen Syndroms erkrankt. Das sind z. B.: 80 Prozent aller Typ-II-Zuckerkranken und 50 Prozent aller Hochdruckkranken.

Jeder dritte Deutsche stirbt an einer Krankheit, die direkt oder indirekt mit dem Übergewicht zusammenhängt. An Lebererkrankungen und an den Folgen einer Zuckerkrankheit sterben Übergewichtige leider häufig viel zu früh. Bei Operationen sterben sie doppelt so oft. Das Risiko, an einer koronaren Herzkrankheit in jungen Jahren zu sterben, liegt bei 60 Prozent der Übergewichtigen über dem Durchschnitt.

Übergewicht ist eine ernstzunehmende chronische Erkrankung, welche sich im Verlauf meist verschlechtert und die Lebensqualität stark beeinträchtigt. Es vermindert die Lebenserwartung durch Folgeerkrankungen. An den Folgen des Übergewichts sterben jährlich weltweit über eine Million Menschen. 80.000 Tote gab es allein in Deutschland im Jahr 2005.

Übergewicht ist nicht nur ein ästhetisches Problem, sondern macht anfällig für Krankheiten, wie folgende Zahlen belegen:

- Übergewichtige Menschen neigen dreimal häufiger zu Bluthochdruck.
- Dreimal so viel Dicke als Schlanke haben erhöhte Cholesterinwerte.
- Dreimal so viel Menschen mit Übergewicht sind zuckerkrank. Im Verhältnis zu Menschen mit einem normalen Gewicht!
- Menschen mit vierzig Prozent über dem Normalgewicht sterben häufig an Darmkrebs.
- Stark übergewichtige Frauen bekommen wesentlich häufiger Brust-, Gebärmutter- und Gallenblasenkrebs.
- Übergewichtige Menschen haben starke Abnutzungserscheinungen an den Knie- und Hüftgelenken sowie an der Wirbelsäule.

Ursachen von Übergewicht

Genetische Faktoren

Einen erheblichen Einfluss auf die Entstehung von Übergewicht hat die Vererbung. Die Humanbiologie kennt einige Gene, welche die Gewichtsentwicklung beeinflussen. Das bedeutet jedoch nicht, dass Übergewicht als Schicksal abzutun ist und man wegen der Gene nichts dagegen tun kann. Wenn jemand genetisch bedingt viel zu viel auf die Waage bringt, kann man durch einen gesunden Lebensstil dem Übergewicht entgegen wirken. Können auch Hormone Übergewicht verursachen? Manchmal sind tatsächlich die Schilddrüse und in seltenen Fällen auch die Hormone der Nebennieren an einer auffälligen Gewichtszunahme beteiligt.

Psychische Faktoren für das Übergewicht

Für die meisten Übergewichtigen bedeutet die Aufnahme der Nahrung weit mehr als bloße Sättigung. Für sie hat das Essen eine bedeutsame psychische Funktion. Nicht wirklicher Hunger und evtl. Appetit auf schmackhafte Lebensmittel prägen ihr Essverhalten. Gegessen und reichlich genascht wird bei Kummer, Stress und Misserfolgen. „Geschlemmt" wird aus Protest gegen Missstände in der Mitwelt oder um Trost bei eingebildeten oder tatsächlichen Leiden zu finden. Psychologen sprechen in diesem Zusammenhang vom „Essen als Droge". Wer in Krisensituationen reichlich Kohlehydrate isst, programmiert sich auf gute Laune. Denn Kohlehydrate – das zeigen biochemische Forschungen – sorgen dafür, dass im menschlichen Organismus sogenannte Wohlfühlstoffe, z. B. Serotonin gebildet werden.

Bewegungsmangel als Ursache für Übergewicht

Der Bewegungsmangel ist eine auffällige Erscheinung unserer Industriegesellschaft mit ihren sitzenden Aktivitäten. Vor allem das Sitzen vor dem Computer und vor dem Fernseher – bis zu drei Stunden täglich – stellt für die Gesundheit ein hohes Risiko dar. Mit fatalen Folgen! Die Fähigkeit, Fett wirkungsvoll zu speichern, ist ursprünglich von der Entwicklungsgeschichte der Menschheit her gesehen ein sinnvolles, biologisches Programm. Doch heute wird die

Nahrungsmenge nicht wie in Urzeiten durch die Jagd und Fischfang wieder aufgebraucht, sondern bleibt meist in den Fettdepots des Körpers gespeichert.

Die Ermittlung des idealen Körpergewichts

Es gibt eine Reihe unterschiedlicher und teilweise recht komplizierter Rechenformeln, mit denen sich das Normalgewicht ermitteln lässt. Früher half man sich mit der so genannten „Broca-Formel". Die Rechnung lautete: Körperlänge in cm minus 100 = Normalgewicht in kg. Heute ist der „Body-Maß-Index" (BMI) richtungweisend, weil er den Körperbau mitberücksichtigt. Er beurteilt das Körpergewicht, indem dieses ins Verhältnis zur Körpergröße gesetzt wird. Das Ergebnis der Berechnung zeigt, ob ein Normal-, Unter- oder Übergewicht vorliegt. Die Formel lautet:

$$\text{BMI} = \frac{\text{Körpergewicht (in kg)}}{\text{Körpergröße (in m)} \times \text{Körpergröße (in m)}}$$

Zur Berechnung des Body-Maß-Indexes ein Beispiel! Ein Mann ist 1,80 m groß und wiegt 80 kg. Nach der genannten Formel muss er sein gegenwärtiges Körpergewicht durch das Quadrat seiner Größe teilen. BMI = 80 : (1,80 x 1,80) = 24,7. Sein BMI entspricht, wie aus den folgenden Tabellen hervorgeht, dem mittleren Bereich und ist somit in Ordnung.

Übersicht zur Grobeinschätzung des Body-Maß-Indexes

BMI zwischen 20 und 23: Aus gesundheitlicher Sicht ist er in Ordnung. Wenn man trotzdem aus optischen Gründen mit der Figur unzufrieden ist, lässt sich der beste Effekt für den Körper durch mehr Bewegung erreichen.

BMI zwischen 23 und 25: Normalgewicht. Abnehmen aus gesundheitlichen Gründen ist kein Thema. Wer trotzdem schlanker werden will, sollte sich mehr bewegen und auf eine bessere Ernährung achten.

BMI zwischen 25 und 30: Übergewicht. Es besteht ein leicht erhöhtes gesundheitliches Risiko. Gesünder wäre es, das Gewicht durch eine bessere Ernährung und durch mehr Bewegung auf Normalgewicht zu senken. Das sollte man vor allem tun, wenn weitere Risikofaktoren bestehen, wie erhöhte Blutdruck-, Fett-, Cholesterin-, Harnsäure- oder Zuckerwerte, wenn man raucht oder keinerlei Sport treibt.

BMI über 30: Starkes Übergewicht. Besser wäre, aus gesundheitlichen Gründen abzunehmen. Besonders wird eine bessere Ernährung helfen.

BMI-Richtwerte für die Beurteilung von Untergewicht bis zu extremer Fettsucht

Männer	Frauen	Beurteilung
< 18	< 17,5	Untergewicht
20 - 25	19 - 24	Normalgewicht
25 - 29	24 - 29	Übergewicht (Grad I)
30 - 34	30 - 34	Fettsucht (Grad IIa)
35 - 39	35 - 39	Fettsucht (Grad IIb)
>40	>40	Extreme Fettsucht (Grad III)

Wünschenswerter BMI nach Altersgruppen in Jahren

Altersgruppe in Jahren	wünschenswerter BMI
19 - 24	19 - 24
25 - 34	20 - 25
35 - 44	21 - 26
45 - 54	22 - 27
55 - 64	23 - 28
>65	24 - 29

Die Verteilung des Körperfettes

Nicht nur die überflüssigen Pfunde, sondern auch die Verteilung des Körperfettes ist für ein erhöhtes Gesundheitsrisiko sehr aufschlussreich. Der männliche Fettverteilungstyp mit dem charakteristischen „Wohlstandsbauch“ mit den Fettansammlungen im Unterbauchgewebe ist hier als hoher Risikofaktor zu nennen. Die typisch weibliche Fettverteilung mit einem Fettansatz an den Oberschenkeln und am Gesäß stellt hingegen kein so großes Risiko für ernsthafte Erkrankungen dar. Die weibliche vollfette Figur ist ein ästhetisches Problem. Jeder kann mit der „Waist-Hip-Ratio“ (WHR) nachmessen, wie seine Fettwerte zu beurteilen sind.

WHR = Taillenumfang geteilt durch Hüftumfang.

Bei Männern beginnt der kritische Bereich bei 1, 0. Bei Frauen ist das Ergebnis ab 0,8 ungünstig. Beispiel für eine Frau mit einem Hüftumfang von 100 cm und einem Taillenumfang von 80 cm! WHR = 80 cm geteilt durch 100 cm = 0,8. Ideal ist es, wenn der Wert bei Frauen bei 0,7 und bei Männern bei 0,9 liegt.

Zur Messung des Bauchumfanges

Über die Gesundheit eines Menschen sagt der Bauchumfang mehr aus als der Body-Maß-Richtwert. Zu viel Bauchfett stellt ein besonders hohes Risiko für das Herz- und Kreislaufsystem dar. Besonders gefährdet sind Menschen, bei denen sich das Fett nicht an Hüften und Gesäß ansammelt, sondern im inneren Bauchraum. Diese bauchbetonte Form des Übergewichtes ist ein eigenständiger Risikofaktor für einen Herzinfarkt. Darüber hinaus wirkt sich das innere Bauchfett sehr ungünstig auf den Fett- und Zuckerstoffwechsel aus. Schon fünf bis zehn Prozent Gewichtsabnahme verringern das innere Bauchfett um rund ein Drittel. Die Gefahr für das Herz reduziert sich dadurch ganz erheblich. Zu viel Bauchfett stört auch den Zuckerstoffwechsel. Bei Frauen sollte der Bauchumfang höchstens 80 cm, bei Männern höchstens 94 cm betragen. Gemessen wird der Bauchumfang im Stehen mit einem Maßband zwischen unterem Rippenbogen und Beckenkamm, in etwa auf der Höhe des Bauchnabels. Dabei normal weiter atmen! Das Maßband so anlegen, dass es nicht einschneidet!

Diäten und Radikalkuren

Wie bekannt, gibt es eine große Anzahl von Ernährungsformen zur Reduzierung des Körpergewichts. Sie sind als wissenschaftlich fundiert, vertretbar bis zu unsinnig und gefährlich zu bewerten, wie folgende Zusammenstellung zeigt:

1. Diäten mit energiereduzierter Mischkost, wie z. B. die Brigitte-Diät, Brot-Diät usw.:
Sie basieren auf ernährungsphysiologischen Erkenntnissen und sind länger praktizierbar. In der Regel verhindern sie, dass ein neues, gesünderes Essverhalten trainiert wird und ein stets gleich bleibendes Normalgewicht erreicht wird.

2. Energiereduzierte Blitzdiäten, wie z.B. die Mayo-Diät, Kartoffel-Ei-Diät, Schroth-Kur, Bier-Kur usw.
Sie werden meist nach ihren Erfindern oder nach den bevorzugten Lebensmitteln bezeichnet. Sie zielen auf einen möglichst raschen Abnahmeeffekt. Als längere

Dauerkost sind sie wegen möglicher Mangelerscheinungen entschieden abzulehnen. Nach dem Abschluss einer höchst einseitigen Blitzdiät kehrt das Übergewicht, meist in kurzer Zeit („Jojo-Effekt“) zurück. Oft sogar über den Ausgangswert hinaus. Männer und Frauen werden von Heißhunger attackiert. Es befällt sie ein nicht bezwingbares Verlangen nach fetten und süßen Leckerbissen.

3. Low-Fat-Diäten, z.B. die Pudeldiät.
Jeder Mensch hat einen anderen Stoffwechsel und reagiert mit seiner eigenen „Geschwindigkeit“. Daher kann niemand sagen, wie viele kg man in welcher Zeit mit einer Low-Fat-Diät abnehmen wird, auch wenn die Werbung mit Nachdruck eine Gewichtsabnahme in einer bestimmten Zeit verspricht. Die stark propagierten Low-Fat-Diäten halten führende Ernährungswissenschaftler für gefährlich. Die Leberzellen benötigen für ihre Funktion den lebensnotwendigen Stoff Cholin, der dem Körper durch Fette geliefert wird. Bei extrem fettarmen Diäten kann es zu einer gefährlichen Unterversorgung mit Schädigung der Leberzellen kommen.

4. Kohlehydratarme Diäten, wie z.B. Punktdiät, Atkinsdiät usw.
Diese fett- und energiereichen, energetisch unbegrenzten Diäten sind ernährungsphysiologisch unhaltbar. Auf Dauer sind sie wegen der extremen Einseitigkeit der Nahrungsmittel gesundheitsschädlich.

5. Formula- bzw. Pulverdiäten, wie z.B. die Power-Diät, Slim-Fast usw.
Bei diesern Diäten nimmt man Nährstoffkonzentrationen ein, die Diätverordnungen von Ärzten entsprechen. Mangelerscheinungen sind unwahrscheinlich. Eine Änderung des früheren unkontrollierten Essverhaltens ist damit aber nicht verbunden. Formula- oder Pulverdiäten sind für stark übergewichtige Personen zu Beginn einer Therapie empfehlenswert.

6. „Psychodiäten“
Hier steht die Erforschung der seelischen Ursachen von Übergewicht im Vordergrund. In der Regel verzichtet man auf ernährungstherapeutische Maßnahmen und wählt bestimmte Formen von Bewusstseins- und Verhaltenstraining mit mentalen Übungen.

Diäten zur Gewichtsreduktion verlangen ein hohes Maß an Durchhaltevermögen und die persönliche Bereitschaft, das bisherige Essverhalten zu ändern. Deshalb ist es nur verständlich, wenn immer wieder nach Wundermitteln Ausschau gehalten wird, die den Verlust vieler Kilos ermöglichen. Abnehmen beginnt im Kopf. Dabei können keine Pillen helfen. Auch nicht Appetitzügler und Abführmittel!

Formula-Diäten sind nur dann zu empfehlen, wenn z. B. vor einer Operation sehr schnell abgenommen werden muss. Derartige Gewichtsreduktionen sollten nur unter ärztlicher Aufsicht stattfinden.

Eine langfristige Formula-Diät mit Trinkpulver in verschiedenen Geschmacksrichtungen oder auch als trinkfertiges Produkt (Suppe, Creme oder Brei) ist nicht zu empfehlen. Die Kost ist auf Dauer sehr eintönig und wenig sättigend. Da keine Ernährungsumstellung erfolgt, ist ein Rückfall in alte Ernährungsgewohnheiten mit Sicherheit zu erwarten und ein Langzeiterfolg sehr fraglich.

Intelligente Gewichtsreduktionsprogramme

Das Hauptziel beim Abnehmen ist nicht der schnelle, sondern der dauerhafte Erfolg. Ein langsamer Gewichtsverlust ist gesünder und langfristig Erfolg versprechender, weil der Körper sich auf einen geänderten Stoffwechsel einstellen kann. Mit jedem Kilo, das eine übergewichtige Person dauerhaft abnimmt, steigt ihre Lebensqualität, gleichzeitig nimmt ihre Lebenserwartung zu. „Blitzdiäten" versprechen raschen Gewichtverlust. Der scheinbare Erfolg gründet sich jedoch nur auf die Ausscheidung von Wasser. Sobald der Körper das entbehrliche Wasser verloren hat, ist kein weiteres Abnehmen mehr möglich. Eine echte Gewichtsabnahme ist mit einer solchen „Wunderkur" natürlich nicht möglich. Die effektivsten Strategien gegen Übergewicht sind eine kalorienreduzierte Ernährung und gesteigerte Bewegung. Während die DGE (Deutsche Gesellschaft für Ernährung) einen dauerhaften Verzehr von täglich 40 g Fett empfiehlt, nimmt der Durchschnittsbürger etwa 90 - 100 g Fett täglich zu sich. Eine fettarme Diät bedeutet 30 - 50 g Fett täglich. Ziel ist zu lernen, dauerhaft mit 60 g Fett täglich auszukommen. Gewichtsreduktionsprogramme enthalten Handlungsanweisungen für eine bedarfsgerechte Ernährung, für eine Änderung des Essverhaltens und langfristige Ernährungsumstellung. Hilfestellung kann bei der Reduktionskost ein Psychologe oder Ernährungsberater gewähren. Eigenmächtig sein Gewicht durch die Halbierung der täglichen Kalorienzufuhr zu reduzieren, ist gefährlich. „FdH" (Friss die Hälfte!) verursacht vegetative Störungen und Mangelerscheinungen. Auch Abführmittel führen nur zu einer vorübergehenden Gewichtreduzierung (Wasserverlust). Bei Dauereinnahme schädigen sie u.a. Darm, Herz und Kreislauf.

„Life Style Change" nennen die Amerikaner die Formel fürs dauerhafte Schlanksein. Ein Gewichtsmanagement verdient nur dann eine gute Note, befand das amerikanische „Food and Nutrition Board", wenn der Gewichtsverlust länger als ein Jahr anhält und mehr als fünf Prozent des Körpergewichts beträgt. Das funktioniere am ehesten, wenn man sich auf eine gesunde, ausgewogene Ernährung umstellt und sich mindestens viermal die Woche eine halbe Stunde bewegt. Volker Schusdiziarra, Leiter der Stoffwechselambulanz am Münchner Klinikum rechts der Isar, sagt: „Noch hat keine wissenschaftliche Studie bewiesen, dass auch nur eines der immer wieder empfohlenen Diätprogramme Übergewicht auf Dauer beseitigen kann. Besonders die Versprechen der Anbieter von Blitzdiäten erfüllen sich meist nicht oder nur kurzfristig."

Schlank durch „Wunderpillen"?

Frustriert von Fehlschlägen konventioneller Diäten sind Patienten immer häufiger bereit, sich auf ein riskantes Experiment einzulassen. Sie besänftigen mit Medikamenten ihr Sättigungszentrum im Gehirn. Die Wirkstoffe sind das sogenannte Dexfenfluramin und sein Vorläufer Fenfluramin. Sie gehören zu einer Gruppe von Substanzen, die im Gehirn die Ausschüttung des Botenstoffes Serotonin bewirken. Dadurch entsteht das ersehnte Gefühl „Ich bin satt".

Die Markteinführung des in Deutschland seit 1993 verfügbaren Dexfenfluraminmedikaments geriet in den USA 1994 zum Ereignis des Jahres. Erstmals widmete das Magazin „Time" seine Titelgeschichte einem verschreibungspflichtigen Medikament. Der Diätarzt Sheldon Levine kam mit einem Buch „The Redux-Revolution" in die Bestsellerlisten. Inzwischen verschreiben nach Berichten der „New York Times" immer mehr Ärzte leichtfertig "Schlankmacher". Zielgruppe sind nicht nur krankhafte Fettleibige, für die das Medikament zugelassen wurde, sondern auch jene, die vor der Badesaison schnell ein paar Kilo abspecken wollen.

Die möglichen Nebenwirkungen von Schlankheitspillen sind allerdings nicht zu unterschätzen. Das Ergebnis der Internationalen Primary Pulmonary Hypertension Study bestätigte 1998, dass die Anorektika in manchen Fällen lebensgefährlichen Bluthochdruck verursachen können. Andere Forschergruppen haben an Ratten und Rhesusaffen nachgewiesen, dass die Substanzen die Serontonin produzierenden Zellen im Gehirn auf die Dauer schädigen können. Neurosen, Depressionen, Schlafstörungen sind mögliche Folgen.

Die Kalorienreduktion, ein Baustein für ein langes Leben

Die präventive Medizin sieht in der Beschränkung der Kalorienzufuhr ein wesentliches Element, das Leben zu verlängern. In Baltimore/USA zeigten Langzeitversuche mit verschiedenen Tierarten, dass ein „restriction of calories" die Lebensdauer deutlich verlängert. Jetzt gibt es erste Hinweise darauf, welche Körperfunktionen sich dabei verändern und den Alterungsprozess verlangsamen. Als Folge einer lebensverlängernden Kalorienreduktion bei Rhesusaffen sank die Körpertemperatur und zwei Blutwerte veränderten sich. Gleichartige Veränderungen dieser drei Messgrößen stellten amerikanische Wissenschaftler bei den Teilnehmern einer Langzeitstudie fest, die sich im Durchschnitt zur gesamten Bevölkerung kalorienärmer ernährten und ein besonders hohes Lebensalter erreichten. Ihr Blut wies zudem eine hohe Konzentration von DHEA (Dehydroepiandrosteron) auf, ihr Blutzuckerspiegel war auffällig niedriger.

Auf der japanischen Insel Okinawa ist der Anteil der Hundertjährigen 40 Mal so hoch wie in anderen Teilen des Landes. Die Inselbewohner nehmen dabei rund ein Drittel weniger Kalorien zu sich. Hauptbestandteil ihrer Ernährung sind Fisch und Gemüse.

Das „Dinner-Cancelling" als ein Weg zum Abspecken

Professor Johannes Huber, Endokrinologe und Gynäkologe an der Wiener Universität, fordert, in der Woche ein- bis zweimal auf das Abendessen zu verzichten und bereits ab 16.00 Uhr nichts mehr zu essen. Die Folgen sind nach kurzer Zeit

- deutliches Ansteigen der Anti-Aging Hormone Melatonin und des Wachstumshormons Somatotropin
- Stärkung der Immunabwehr
- Vernichtung von vereinzelt existierenden Krebszellen
- Vermehrte Bildung von mehr Melatonin und Testosteron.

Das „Dinner-Cancelling" wurde von der Endokrinologie auf seine Wirksamkeit hin überprüft. 14 Stunden ohne Nahrung, ohne Kalorien, lassen dem Körper Zeit, Schäden am Erbgut zu korrigieren und Zellen, aus denen evtl. Krebszeilen entstehen, zu eliminieren. Besonders regenerieren die Zellen, die das Bindegewebe straffen und die Haut verjüngen. Das Gesicht wirkt frisch und der Teint makellos.

In China heißt ein gängiges Sprichwort: „Das Abendessen überlasse deinen Feinden!" auch bei uns ist vom „night eating" abzuraten. So nennen Ernährungswissenschaftler in den USA eine weit verbreitete Gewohnheit, über 50 Prozent der Kalorien nach 18:00 Uhr zu sich zu nehmen. Der vermutete Hintergrund: Die Konzentration von Stresshormonen ist am Morgen besonders hoch. Deshalb fällt es in dieser Zeit vielen Menschen auch sehr leicht, auf das Essen zu verzichten. Gegen Abend sinkt der Hormonspiegel deutlich, der Appetit wächst. „Und was man zu sich nimmt", sagen die Ernährungsforscher, „wandert in die Fettzellen". Sie schlagen ein ausgiebiges Frühstück vor, sind gegen ein stark reduziertes Mittagessen und fordern für den Abend Bewegung bzw. sportliche Aktivitäten.

Sportliche Aktivitäten gegen zu viel Gewicht

Eine deutliche Gewichtsreduzierung lässt sich nicht durch Spazierengehen, durch Wandern und Radtouren erreichen. Wer abnehmen will, muss schwitzen. Nur durch Ausdauertraining erreicht man das Ziel: „Abnehmen durch Bewegung".

Ausdauertraining eignet sich auch für Menschen ab 50, da man es individuell dosieren kann. Für den Sport gilt: Der Körper von fast jedem Menschen ist trainierbar, auch im hohen Alter. Ein mildes Ausdauertraining zeigt nach einer Langzeitstudie auch bei über 70-jährigen, die in ihrem Leben noch nie Sport getrieben hatten und dann viermal in der Woche zu einem milden Ausdauertraining gebeten wurden, nach drei Monaten deutliche Erfolge.

Sicherlich kostet es viel Mühe, Kalorien zu verbrennen. Für ein Schweinekotelett (500 Kalorien) muss man z. B. 45 Minuten Fußball spielen. Als Faustregel für die Bewegung und das Training der Muskeln nennt die Weltgesundheitsorganisation 150 Minuten sportliche Aktivitäten pro Woche. Für Menschen, die abnehmen wollen, sind es bis zu 300 Minuten in der Woche. Das optimale Sport- und Bewegungsprogramm, welches das Abnehmen stark unterstützt, sollte auf folgenden Säulen ruhen:

- gesteigerte Bewegung im Alltag, z.B. Spazierengehen, Fahrradfahren, Treppensteigen usw.
- regelmäßiges Ausdauertraining, z. B. Joggen, Nordic Walking, Schwimmen usw. (zwischen zwei und drei Stunden pro Woche)

- regelmäßiges Krafttraining. z. B. Training an Geräten in einem Fitnessclub, Kräftigungsgymnastik, z. B. Pilates usw. (dreimal eine Stunde pro Woche).

Abnehmen mit Hilfe von Smartphones und des Computers

In jedem Monat kommen neue Programme in die „App-Stores“, die den Weg zur Wunschfigur erleichtern sollen. Es ist sehr schwierig zu beurteilen, welche wirklich gut sind. Für das Abnehmen können die „Info-Apps“ und die „Coaching-Apps“ empfohlen werden.

Info-Apps mit Kalorientabellen, Produkttests und Rezepten helfen uns, die richtigen Entscheidungen zu treffen. Als mobiles Angebot stehen sie uns zur Verfügung, wenn wir sie plötzlich brauchen: im Restaurant oder im Supermarkt.

Coaching-Apps erstellen Ernährungsprogramme und zeichnen den Kalorienverbrauch auf.

Die neuen Hightech-Waagen können mit den Apps vernetzt werden. Zum Beispiel ist es möglich, dass eine Digitalwaage das Gewicht und den Körperfettgehalt ermittelt und anschließend die Daten an das persönliche Dashboard im Internet sendet.

Bei allen Korrekturen im generellen Ernährungsverhalten ist es wichtig, das eigene Ernährungsverhalten kennenzulernen. Trägt man über einige Wochen hinweg alles in eine Liste ein, was man über den Tag gegessen und getrunken hat, so verfügt man über ein sicheres Kontrollinstrument.

Inwieweit sich die „weight watchers online“ bewährt, ist abzuwarten. Zuhause oder im Beruf kann man zwischen 3.800 Rezepten und 38.000 Lebensmitteln wählen. Mit zahlreichen „Tools“ kann man auch mit Hilfe eines interaktiven Tagebuchs – auch ohne Coaches – rasch an Gewicht verlieren.

Zum Abnehmen in der Familie und in Ernährungsseminaren

Das Abnehmen in der Gemeinschaft fällt leichter. Deshalb ist sehr zu empfehlen, die Familie, Freunde oder Arbeitskollegen mit einzubeziehen. Günstig ist es auch, Seminare über Ernährung zu besuchen. Diskussionen mit Ernährungsberatern können bei der Umsetzung im Alltag individuell helfen und zahlreiche Hilfestellungen anbieten. Vor allem warnen sie vor Rückschlägen. Eine Gewichtsabnahme verläuft in nur wenigen Fällen stetig und gleichmäßig Das Gewicht kann manchmal über längere Zeit stagnieren. Rückschläge sind normal.

Das Fasten, eine Möglichkeit zum Abnehmen?

Als schnelle „Schlankheitskur“ sollte das Fasten nicht gewählt werden. Auf den ersten Blick erscheinen Hungerkuren zwar verlockend einfach: Kein Kalorienzählen, keine aufwändige Ernährungsumstellung, rascher Erfolg.

Doch zum Abnehmen ist das Fasten nicht zu empfehlen. Die Deutsche Gesellschaft für Ernährung betont: Das Fasten ist keine Maßnahme zur Gewichtsreduktion. Ernährungswissenschaftler und Fachärzte für Innere Medizin weisen auf mögliche gefährliche Folgen hin. Jede Form des Fastens, über acht Tage oder über mehrere Wochen, führt zu einem Mangel an Vitaminen, Mineralien Spurenelementen und anderen aktiven Nährstoffen. Mitunter löst das Fasten Schwindel, Schlafstörungen, Kopfschmerzen, Gichtanfälle und sogar Depressionen aus. Wegen der Schwächung des Immunsystems folgt nicht selten eine Erkältung.

Durch eine „Nulldiät“, dem Verzicht auf jegliche Nahrung, wird der Körper in einen Ausnahmezustand versetzt. So wird u. a. das Stresshormon Adrenalin in größeren Mengen ausgeschüttet. Dann kann das Fasten älteren Menschen gefährlich werden. Denn bevor der hungernde Körper beginnt, seine Fettreserven abzubauen, baut er etwa vom dritten Tag an Muskelmasse ab.

Nur wenn mit dem Fasten lediglich „weniger essen“ gemeint ist, kommt ihm medizinisch gesehen eine Bedeutung zu - als eine empfehlenswerte Maßnahme gegen Übergewicht. Kluge Ärzte verordnen Übergewichtigen keine „Nulldiät“, sondern eine Ernährung mit möglichst wenig Kalorien, eine so genannte hypokalorische Diät. Dabei geht es in der Regel nur um 50 Kilokalorien pro Tag, das sind z. B. zwei Kekse.

„Der Mensch ist so jung wie seine Gelenke“.

(Horst Cotta, Facharzt für Orthopädie und Hochschullehrer, 1928 - 2011)

12. Bewegung und Sport, eine Voraussetzung für gesundes Älterwerden

Vieles Sitzen macht uns krank. Wie Langzeitstudien ergeben, verbringen viele ältere Menschen ab dem 65. Lebensjahr ihr Leben im Sitzen. Sie verbringen täglich 7,5 Stunden „auf dem Sofa“, u. a. 160 Minuten beim Fernsehen, 120 Minuten beim Lesen und Essen, vor dem Laptop 50 Minuten usw. Dass langes Sitzen der Gesundheit nicht gut tut, liegt auf der Hand. Bandscheiben brauchen den Positionswechsel, um zu funktionieren. Aufstehen und Gehen aktivieren die Venenpumpe. Das schützt vor Krampfadern und Thrombose. Und jeder Sänger weiß: Stehen ermöglicht eine tiefere Atmung.

Dauerhaftes Sitzen hat vor allem weitreichende Folgen für den Fett- und Blutzuckerstoffwechsel, für Herz- und Kreislauf. Inaktivität verringert im Regelfall die Lebenserwartung jedes Menschen und erhöht das Risiko für chronische Erkrankungen. Für alle Körperzellen ist es wichtig, dass man in Bewegung bleibt. Der Sportmediziner Prof. Winfried aus Frankfurt am Main sagt: „Sport ist gut, gleicht aber die negativen Effekte des Sitzens nicht aus. Deshalb muss man die Gewohnheiten im Alltag überdenken, öfter aufstehen und bloß nicht still sitzen“. Beispiele für mehr Bewegung gibt es genug. Statt über Kataloge oder „online“ Textilien oder Bücher zu bestellen, sollte man am Ort einkaufen. Bei längeren Telefongesprächen sollte man aufstehen und im Zimmer herumgehen. Die beste Empfehlung! So oft wie möglich sollte man die Treppen nehmen. Die Treppe ist das ideale Sportgerät für zwischendurch.

Wie Sportmediziner immer wieder betonen, gehören körperliche Aktivität und Sport unverzichtbar zu einem gesunden Alterungsprozess. Bewegung und körperliches Training sind die einzigen wissenschaftlich belegten Maßnahmen, den altersbedingten Leistungseinbußen von Herz, Kreislauf, Atmung, Stoffwechsel, Nervensystem, Skelettmuskulatur und Gelenken entgegenzuwirken. Der Präventivmediziner Prof. Armin E. Heufelder schreibt in seinem Buch „Das Anti-Aging-Konzept“: „Mangelnde körperliche Bewegung ist die zweithäufigste Ursache für Krankheiten oder gar vorzeitigen Tod“. Was bewirken körperliche

Aktivitäten, wie z. B. im Garten arbeiten, Treppen steigen und Sport, z. B. Radfahren, Skilanglauf, Schwimmen usw.?

Knochen und Gelenke werden gefestigt. Das Osteoporoserisiko wird geringer. Herz- und Kreislauf werden gestärkt. Die Hormone, die über die Blutbahnen alle Organsysteme beeinflussen, geraten nicht aus dem Lot. Infektionen wird vorgebeugt, weil Bewegung und Sport die Immunabwehr anregen. Bestehende chronische Erkrankungen werden positiv beeinflusst, vor allem Stoffwechselkrankheiten, z. B. Diabetes.

Die Bedeutung von Bewegung und Sport bei der Prävention von Gelenkerkrankungen ist durch zahlreiche Studien gesichert. Tatsachen, die nachdenklich stimmen! Mehr als die Hälfte der Deutschen zwischen 50 und 60 Jahren kommen nicht mehr ohne Beschwerden zu Fuß in den dritten Stock. Der Bewegungsmangel hat auch für die Wirbelsäule schlimme Folgen. Die Muskeln, die das Rückgrat stützen, verkümmern, die Bandscheiben schrumpfen. Nach Schätzungen entstehen 80 Prozent der chronischen Rückenbeschwerden durch untrainierte Muskeln. Nur zwei Kilometer legt der Durchschnittsdeutsche pro Tag zu Fuß zurück. 45 Prozent treiben keinen Sport.

Dieter Jeschke, Professor für Präventive und Rehabilitative Sportmedizin an der Technischen Universität München, klagt: „Von den 20-jährigen bewegen sich nur 30 Prozent ausreichend, von den 40-jährigen nur noch 10 Prozent“. Dabei würden täglich 30 Minuten Bewegung genügen, um vorzeitige Alterserkrankungen zu verhindern und nicht die Lebensqualität im Alter herabzusetzen. Eine Zahl des Statistischen Bundesamtes, die nachdenklich stimmt! Über 400.000 Menschen erhalten in jedem Jahr in Deutschland ein künstliches Gelenk, vor allem wegen schwerer Arthrose.

Bewegungsmangel ist in den letzten Jahren zu einem der wichtigsten Risikofaktoren für Herz- und Kreislauferkrankungen, Bluthochdruck sowie für Wirbelsäulen- und Gelenkerkrankungen geworden. Bei bewegungsfaulen Menschen liegt die Herzinfarktrate doppelt so hoch wie bei sportlich aktiven Menschen. Wie aus der Gehirnforschung bekannt ist, wirkt sich Bewegungsmangel auch auf die Leistungsfähigkeit des Gehirns aus. Keine einzige Operation kann die Jugend zurückbringen. Es gibt aber eine Form des Daseins, die den Muskeln und Knochen, dem Herz und der Psyche nützt und das Leben tatsächlich verlängert: Und das sind Sport und Bewegung. Ihre lebensverlängernde Wirkung bestätigen alle Erfahrungsmediziner.

Die Alterungserforschung hat in klinischen Studien festgestellt, dass körperliches Training die vermehrte Ausschüttung des Wachstumshormons Somatotropin, des Testosterons und von Endorphinen bewirkt. Damit wird die Immunabwehr gesteigert und die Krebsrisiken gehen zurück. Trotz dieser bekannten Forschungsergebnisse sind nur wenige Personengruppen regelmäßig sportlich aktiv. Nur 20 Prozent der Erwachsenen treiben in der Woche zwei Stunden Sport. Bei den über 50-jährigen betätigen sich regelmäßig sportlich weniger als 5 Prozent. Der Verlust an Ausdauer, Gelenkigkeit und Beweglichkeit, körperlich wie geistig, bleibt über die Jahre hinweg niemandem erspart. Aber es zeigt sich immer wieder: Menschen, die auch im zunehmenden Alter sich bewegen und aktiv bleiben, schieben die zwangsläufigen Alterungsprozesse bis zu einem hohen Grad hinaus. Zahlreiche Untersuchungen haben eindeutig bewiesen, dass sich auch die so genannten Alterserkrankungen durch sportliche Aktivitäten deutlich reduzieren lassen.

Die Prävention von Alterserkrankungen durch sportliche Aktivitäten

Von Befindlichkeitsstörungen bis zur schweren Erkrankung, so die Sportmediziner, gäbe es nichts, das sich mit richtig dosierter Bewegung nicht deutlich verbessern ließe. Der wichtigste Grund für sportliche Aktivitäten liegt jedoch auf der Vorbeugung. Als Leitprinzip gilt: Regelmäßiges Training stärkt, Überbelastung schadet. Sportmediziner empfehlen täglich mindestens 30 Minuten Bewegung. Auf diese Weise werden Muskeln gekräftigt und flexibel gehalten, vor allem der Herzmuskel. Bei den Knochen verlangsamt sich der Verlust an Stabilität und Masse. Der Körper ist mit genügend Sauerstoff versorgt, wodurch wiederum sich die Funktionen von Herz und Kreislauf sowie die des gesamten Stoffwechsels verbessern. Generell werden Krankheitsrisiken reduziert. Selbst Stress baut sich schneller ab. Der Sport trägt auch zur geistigen Fitness bei. Denn die verbesserte Durchblutung und Sauerstoffversorgung des Gehirns wirkt sich positiv auf das Gedächtnis, das Konzentrationsvermögen, die Lern- und Reaktionsfähigkeit aus. Dies alles drückt sich wiederum in größerem Selbstvertrauen, größerer Vitalität und seelischer Stabilität aus. Nicht von ungefähr gilt Bewegung als Basistherapie zur Beseitigung vieler psychosomatischer bzw. vegetativer Störungen. Wegen der Vorzüge von Bewegung und Sport tauschen deshalb in den letzten Jahren immer mehr ältere Menschen zeitweise den Fernsehsessel gegen ein Paar Sportschuhe ein.

Bewegung und Sport und seine Auswirkungen auf den Körper. Eine Übersicht

Organsysteme	Auswirkungen
Stoffwechsel	Durch Bewegung und Sport wird der ganze Körper vermehrt mit Sauerstoff versorgt. Kohlendioxyd wird über die Lungenbläschen schneller ausgeschieden. Die Lungen können neue Kraft gewinnen. Sportliche Aktivitäten verbessern die Blutfettwerte. Vor allem die Konzentration des so genannten guten HDL-Cholesterins steigt um 4 bis 6 Prozent.
Immunsystem	Bewegung aktiviert das alternde, funktionsgeschwächte Immunsystem und fördert die Immunabwehr. Die „Killerzellen" nehmen massiv zu. Die Immunstimulation durch Bewegung und Sport kann vielleicht so manchen Krebs verhüten oder vernichten. Mehrere seriöse Studien zeigen, dass mit zunehmender Aktivität das Risiko einer Krebserkrankung sinkt.
Herz-Kreislauf-System	Das Herz wird kräftiger und leistet mehr. Der Ruhepuls sinkt. Das Herz kann sich besser erholen. Es lebt länger, weil vor allem, der Blutdruck im Normalbereich bleibt. Bewegung und Sport schützen vor Arteriosklerose, Herzinfarkt und Schlaganfall.
Haut	Unsere Haut wird bei Bewegung und Sport stärker durchblutet. Der erhöhte Bluteinstrom versorgt die Basalzellschicht mit Nährstoffen und fördert die Neubildung der Hautzellen. In der darunter liegenden Lederhaut fördert die verbesserte Durchblutung die Bildung von Kollagen. Dadurch wird das Gewebe straffer, Falten können sich weniger störend bemerkbar machen. Schlacken und Abbauprodukte können wegen der intensiven Durchblutung rascher abtransportiert werden.
Bewegungsapparat	Bewegung und Sport stärken Knochen, Sehnen, Bänder und Gelenke. Stabile Knochen beugen Osteoporose vor. Gestärkte Gelenkknorpel mildern eine Arthrose. Kontinuierliches Krafttraining steigert die Muskel- und Knochenmasse im Alter und senkt das Risiko für gefährliche Brüche, z. B. des Oberschenkelhalses.

Organsysteme	Auswirkungen
Muskulatur	Muskeln vergrößern sich, wenn sie häufiger gefordert werden. Ein Effekt, den jeder Bodybuilder bestätigt! Durch Bewegung und Sport bessert sich die Funktion der Muskelzellen, ihre Durchblutung wird gesteigert. Die vermehrte Muskelkonzentration steigert außerdem den Lymphstrom im Unterhautgewebe.
Hormonsystem	Bei regelmäßigen sportlichen Aktivitäten kommt es zu einer umfassenden Stimulation aller körpereigenen Hormone. Bei moderatem Laufen steigt z.B. der Serotoningehalt im Gehirn an. Serotonin hebt deutlich unsere Stimmung. Die Stresstoleranz wird verbessert.
Gehirn	Alle Teile des Gehirns, die Großhirnrinde, das Mittelhirn mit verlängertem Mark, werden beim Sport besser durchblutet und mit der doppelten Menge Sauerstoff versorgt. Das führt zu verbesserten Funktionen des Gehirns. Konzentration und intellektuelle Leistungsfähigkeit verkümmern nicht. Körperliche Aktivitäten regen die Neubildung von Neuronen, von Nervenzellen mit ihren Fortsätzen, an.

Dem Alter einfach davonlaufen

Der Mensch kann seine Alterungsprozesse um 20 bis 30 Jahre verzögern, wenn er regelmäßig Sport treibt. Die verschiedensten sportlichen Aktivitäten, vor allem aber Ausdauersportarten, wie Laufen, Radfahren, Schwimmen oder Skilanglauf können die Lebenserwartung deutlich steigern.

Bei allen Sportarten ist zu bedenken, dass sie in der Regel auch von der Intensität der Ausübung, von der Beherrschung der Technik und von altersspezifischen Voraussetzungen des Sportlers abhängig sind. So sind ab 50 große Sprungbelastungen, extreme Drehbewegungen und abrupte Bewegungen zu vermeiden. Beim Sport im mittleren und höheren Lebensalter sollte als Leitprinzip gelten: Moderat, freudebetont und locker! Spaß statt Leistung! Gesundheit allein ist als Motivation zu wenig.

Mit 70 Jahren im Sport so leistungsfähig wie mit 50 zu sein, ist heute keine Seltenheit mehr. Fit bleiben bis ins hohe Alter ist heute durchaus möglich. Bereits vor 25 Jahren konnte der Kölner Sportprofessor Daniel Hoffmann an zunächst untrainierten 70-jährigen nachweisen: Mit einem täglichen Ausdauertraining von zehn bis zwanzig Minuten kann ein Leistungszustand wie bei 50-jährigen erreicht werden. Er erkannte: Der Mensch ist trainierbar so lange er lebt und kann sich sogar um Jahre „verjüngen“.

Sportart	Eignung für Alter ab 50	Kraft	Beweglichkeit	Koordination	Verletzungsrisiko	Belastung der Gelenke	Ausdauer
(Berg) Wandern Walking	sehr gut	gut	gering	gering	gering	hoch	gut
Fitnessgymnastik, Circuittraining	sehr gut	gut	gut	gut	gering	gering	gut
Schwimmen	sehr gut	gut	gering	gut	gering	gering	sehr gut
Skilanglauf, Skiwandern	sehr gut	gering	gering	gut	hoch	gering	sehr gut
Tanzen, Tischtennis	sehr gut sehr gut	gering gering	gering gering	gut gut	gering gering	gering hoch	gut gering
Golf	gut	gut	sehr gut	gut	gering	hoch	sehr gut
Eislaufen	gut	gut	gering	gut	hoch	gering	gut
Kegeln, Bowling	gut	gering	gering	gut	gering	gering	gering
Krafttraining an Geräten	gut	gut	gut	gering	gering	gering	gering
Reiten	gut	gut	gering	gut	hoch	gering	gering
Segeln	gut	gut	gering	sehr gut	gering	gering	gering
Gymnastik	gut	gut	gering	gut	hoch	gering	gering
Badminton (Federball)	mäßig	gut	gut	sehr gut	gering	sehr hoch	gut
Basketball, Streetball, Handball	mäßig	gut	gut	sehr gut	hoch	sehr hoch	gut
Fußball	mäßig	gering	gering	gering	sehr hoch	sehr hoch	sehr gut
Inline-Skating	mäßig	gut	mäßig	gut	sehr hoch	hoch	sehr gut
Judo, Karate Aikido	mäßig	gut	sehr gut	sehr gut	hoch	hoch	gut
Klettern	mäßig	sehr gut	gut	gut	hoch	hoch	gut
Laufen, Joggen	mäßig	gering	gering	gering	gering	hoch	sehr gut
Mountainbiking	mäßig	sehr gut	gering	gut	sehr hoch	sehr hoch	sehr gut

Sportart	Eignung für Alter ab 50	Kraft	Beweg-lichkeit	Koordi-nation	Verletz-ungs-risiko	Belas-tung der Gelenke	Aus-dauer
Rudern	mäßig	sehr gut	gut	gut	gering	hoch	sehr gut
Skateboard fahren	mäßig	gut	gut	sehr gut	sehr hoch	sehr hoch	gut
Ski Alpin Snowboard fahren	mäßig	gut	gut	sehr gut	sehr hoch	hoch	gering
Squash	mäßig	gut	gut	sehr gut	sehr hoch	sehr hoch	gut
Spinning bike	mäßig	gut	gering	gut	gering	gering	sehr gut
Tennis	mäßig	gut	gering	sehr gut	hoch	hoch	gering
Volleyball	mäßig	gut	gut	sehr gut	hoch	hoch	gering
Wildwasser-Kanufahren	mäßig	sehr gut	gut	sehr gut	gering	sehr hoch	sehr gut
Windsurfen	mäßig	gut	gering	sehr gut	gering	gering	gering

Welche Sportarten sind wirklich gesund?

Wirklich uneingeschränkt fördern nur die Sportarten die Gesundheit, die eine persönliche Anpassung an die aktuelle Leistungsfähigkeit zulassen, die keine Spitzenbelastungen des Bewegungsapparates abverlangen und deren Verletzungsgefahr gering ist. Sehr wichtig ist es, dass die jeweilig gewählte Sportart die Flexibilität, Kraft und Ausdauer in gleichem Maße fördert. Das sind zum Beispiel: Radfahren, Schwimmen, Nordic Walking und Aquagymnastik Sie haben besonders positive Auswirkungen auf Herz, Kreislauf und Stoffwechsel. Sie sind ideal bei Übergewicht und vorgeschädigten Gelenken. Sämtliche Sportarten, bei denen man springen muss, wie z. B. beim Fuß-, Hand-, Basket- oder Volleyballspiel sind riskant. Wenn Tennis, dann sollte man es besser auf Schotter- oder Ascheplätze spielen und nicht in der Halle auf sehr hartem Boden. Beim Golf spielen ist die Rotationsbewegung beim Abschlag nicht günstig für die Gelenke.

Vor einem erhöhten Risiko für Gelenkerkrankungen durch Sportverletzungen hat der "Berufsverband der Fachärzte für Orthopädie und Unfallchirurgie" gewarnt. Wie der Verband unlängst mitteilt, verletzen sich jährlich rund zwei Millionen beim Sport. Die Folgen seien häufig Schäden am Meniskus und am Kreuzband.

Zum optimalen Puls! Für jeden Menschen bedeutet maßvoller Sport etwas grundlegend anderes. Die körperliche Gewandtheit hängt vom Lebensalter,

Geschlecht und Trainingsstand ab. Beispiele für Richtwerte: Beim Radfahren Puls 180 minus Alter, beim Laufen Puls 200 minus Alter und beim Schwimmen Puls 170 minus Alter.

Wenn man trotz maßvollem Sport sich nicht munter und frisch fühlt, sondern erschöpft ist und an Muskelkrämpfen leidet, sollte man den Mineralstoffhaushalt kontrollieren lassen. Durch Schwitzen verliert der Körper viel Magnesium, Kalzium und Kalium.

Dürfen chronisch Kranke Sport treiben?

Wenn im fortgeschrittenen Alter Gesundheitsprobleme zunehmen, meinen viele Menschen, ihrem Körper durch Sport eher zu schaden als zu nutzen. Dabei ist regelmäßiges Training in der zweiten Lebenshälfte besonders wichtig, um sich vor Krankheiten und Verletzungen zu schützen. Prof. Heinz Mehling, Leiter des Institutes für Sportwissenschaft an der Universität Bonn, sagt: „Auch bei Vorschädigungen ist Sport oft möglich. Entscheidend ist dabei, die richtige Sportart zu finden“.

Prof. Jonathan Myers von der Stanford University in den USA schreibt zum Gesundheitswert des Sports: „Die maximale sportliche Leistungsfähigkeit beeinflusst die Lebenserwartung wesentlich mehr als vorhandene Risikofaktoren wie Bluthochdruck, Rauchen oder Diabetes“. Als Beweismaterial führt er seine Langzeitstudie an 6.213 Männern an. Danach hatten die Personen mit einer Herz-Kreislauferkrankung ein halb so großes Risiko, während des Untersuchungszeitraumes zu sterben, wenn sie gut trainiert waren. Ein trainiertes Herz von 70 Jahren ist so elastisch wie ein untrainiertes mit 30! Bewegung und Sport verlangsamen auch den geistigen Alterungsprozess und reduzieren evtl. das Risiko, an Alzheimer zu erkranken. Bewegung und Sport können die Hilflosigkeit im fortgeschrittenem Alter und die Abhängigkeit vom Rollstuhl lange hinausschieben.

Geeignete Sportarten bei körperlichen Einschränkungen

Nach früherer Auffassung der Ärzte waren alternde Menschen mit gesundheitlichen Defiziten unfähig, körperliche Anstrengungen auf sich zu nehmen und wurden zur „Schonhaltung“ aufgefordert. Diese Einstellung ist aber falsch. Jede

„Schonhaltung“ lässt die Organe dahinsiechen. Solange die Intensität des Sportprogramms dem Bild der jeweiligen Beschwerden angepasst ist, lassen sich durch einen geeigneten Sport das allgemeine Wohlbefinden, die Beweglichkeit und die physische Leistungsfähigkeit verbessern. Bevor im vorgerückten Alter ein Sport gewählt wird, ist ein Sportmediziner zu fragen. Er ist der richtige Ansprechpartner, der die Befunde seines Patienten kennt und der ihm die Grenzen seiner Belastungsmöglichkeit aufzeigen kann. Wichtig ist es, bei dem an das Beschwerdebild angepassten Sportprogramm nicht über einen Trainingspuls von 180 Schlägen minus Lebensalter pro Minute zu kommen. Im Folgenden werden geeignete Sportarten für ältere Menschen mit körperlichen Problemen, evtl. mit chronischen Erkrankungen, in einer Übersicht dargestellt:

Asthma: Schwimmen, Radfahren
Empfehlung: Belastung langsam steigern! Bei kalter Luft Nase und Mund schützen!

Arthrose: Schwimmen, Nordic Walking
Empfehlung: Vorher sanfte Dehnübungen für die Gelenke! Starke Beanspruchung der Gelenke vermeiden!

Bluthochdruck: Schwimmen bei mittlerer Wassertemperatur, Nordic Walking, Radfahren.
Empfehlung: Sport nach Abklärung mit dem Arzt beginnen! Auf Warnzeichen wie Schwindel und Atemnot achten! Wasserdruck kann beim Schwimmen Herz- und Kreislaufpatienten belasten.

Osteoporose: Schwimmen, moderates Nordic Walking , Radfahren
Empfehlung: Auf Sicherheit achten, um Sturz mit einem Knochenbruch zu vermeiden!

Rückenschmerzen: moderates Nordic Walking, Rückenschwimmen
Empfehlung: Belastungsgrad an das jeweilige Leistungsvermögen anpassen!

Diabetes mellitus: Jogging, Laufen, Schwimmen, Skilanglauf
Empfehlung: Vor und nach dem Sport Blutzucker messen. Stets Traubenzucker mit sich führen!

Übergewicht: Nordic Walking, Schwimmen, Radfahren
Empfehlung: Besonders Radfahren ist eine geeignete Sportart für Übergewichtige. Bei starkem Übergewicht mit Gelenk schonender Gymnastik beginnen!

Sport zu Hause – ist das möglich?

Fühlen sich im fortgeschrittenen Alter kränkliche Menschen außerhalb ihrer Wohnung ängstlich und unsicher, so empfehlen Sportmediziner Fahrradtrainingsgeräte, Laufbänder und Rudergeräte. Die Ziele des Trainings sind:

- Erhalt und Ausbau der bestehenden Leistungsfähigkeit
- Gezielte Verbesserung von Bewegungs- und Funktionseinschränkungen
- Förderung der koordinativen Fähigkeiten, besonders des Gleichgewichtssinnes und Schulung der Motorik.

Das Fahrradergometer ist die beste Wahl. Durch den Arzt kann die gewünschte Leistung direkt in Watt eingestellt und wiederholt werden. Laufbänder bieten den Vorteil, dass man sich nötigenfalls festhalten kann. Um höhere Leistungen zu erreichen, müssen Steigerungen vorgegeben und/oder die Bandgeschwindigkeit erhöht werden. Dann muss die gewählte Geschwindigkeit unbedingt eingehalten werden, um nicht nach hinten vom Laufband zu fallen. Deshalb sind Laufbänder für ältere Personen gefährlich. Rudergeräte können bei Personen mit Gelenk- und Rückenproblemen zu großen Beschwerden führen. Besonders wegen falscher Technik können Schmerzen ausgelöst und verstärkt werden. Bei einem Vergleich der dargestellten Sportgeräte zu Hause ist das Fahrradergometer in allen Fällen das ideale Trainingsgerät.

„In der ersten Hälfte unseres Lebens
opfern wir unsere Gesundheit, um Geld zu verdienen.
In der zweiten Lebenshälfte opfern wir das Geld,
um die Gesundheit wiederzuerlangen."
(Voltaire, französischer Philosoph und Schriftsteller, 1694 – 1778)

13. Die Stärkung des Immunsystems, eine besondere Aufgabe im zweiten Lebensabschnitt

Humangenetiker entschlüsselten das Erbgut der 115-jährigen Holländerin Hendrikje van Andel-Schipper. Sie kamen zu dem Ergebnis, dass vor allem der Zustand der körpereigenen Immunabwehr die Lebenszeit eines Menschen begrenzen oder entscheidend verlängern kann.

Das Immunsystem ist ein hoch kompliziertes Abwehrnetz gegen Krankheitserreger, die in den Körper eindringen. Jeden Tag ist der Mensch Attacken von Bakterien, Viren und Pilzen ausgesetzt. Nur einem gut funktionierenden Immunsystem danken wir es, wenn wir diesen Angriffen nicht schutzlos ausgesetzt sind.

Neben den Krankheitserregern, die uns täglich bedrohen, erkennt das Immunsystem auch krankhaft eigene Körperzellen und schützt somit vor Krebs. Doch im fortgeschrittenen Alter schwinden generell die Immunkräfte. Damit steigt nicht nur die Anfälligkeit für Infektionen, sondern die Wahrscheinlichkeit, dass Krebs entsteht.

Häufig können so genannte Autoimmunkrankheiten auftreten, z. B. chronisches Gelenkrheuma. Damit gerät die Abstimmung im Immunsystem durcheinander. Das Immunsystem beginnt sich gegen eigene Körperzellen zu richten.

Im Labor kann der Immunstatus bestimmt werden. Er zeigt uns, wie gut das Immunsystem noch arbeitet. Ein Immun-Check gibt Auskunft über die Anzahl der Antikörper und über die für das Immunsystem wichtigen Vitamine und Mineralien. Die Anti-Krebs-Wirkung kann im „Tumor-Killing-Test" überprüft werden.

Wie funktioniert die körpereigene Abwehr?

Wäre unser Körper schutzlos unserer Umgebung ausgesetzt, würden wir in kürzester Zeit den allgegenwärtigen Mikroorganismen zum Opfer fallen. Die Haut und die Schleimhäute stellen für die meisten Mikroorganismen eine unüberwindliche Barriere dar. Zusätzlich werden Sekrete abgesondert, welche die Mikroorganismen abwehren. Erst dann, wenn Krankheitserreger in den Körper eindringen und sich dort vermehren, kann es zu einer ernsthaften Erkrankung kommen. Im Regelfall setzt sich der Körper durch sein Immunsystem kräftig zur Wehr. Sogenannte Fresszellen, die Makrophagen und Granulozyten greifen alles an, was dem Immunsystem fremd erscheint. Zusätzlich werden vermehrt Abwehrzellen (Lymphozyten) und Antikörper gebildet, die gezielt gegen die Erreger gerichtet sind. Das „Immunologische Gedächtnis“ sorgt dafür, dass ein Erreger, der nach dem ersten Kontakt oft wiederkehrt, wirksam ausgeschaltet wird.

Schwächung des Immunsystems

Ein deutliches Zeichen für das zunehmend schwächer werdende Immunsystem im Alter ist die Zunahme von Entzündungen und Krebs. Die Infektionen, die im Alter tödlich verlaufen können, nehmen im Vergleich mit der jüngeren Generation stark zu, z. B. die Blinddarm-, die Gallenblasen-, die Hirnhautentzündung, die Infektionen der Harnwege, der Fortpflanzungsorgane und die Blutvergiftung.

30 Prozent der Todesfälle sind beim Mann auf Krebs zurückzuführen. Bei Frauen sind es 25 Prozent! Der Präventionsmediziner Armin E. Heufelder sagt: Man geht davon aus, dass durch genetische Prägung und Umwelteinflüsse täglich Zellen entstehen, die wegen anlagebedingter und zusätzlicher genetischer Veränderungen Krebszellen sind. Das intakte Immunsystem verfügt über eine Reihe sehr wirksamer „Killerzellen“, die solche entartete Zellen aufspüren und vernichten. Ihre Fähigkeit lässt offensichtlich im Alter nach. Und das dürfte eine Ursache für das erhöhte Krebsrisiko darstellen.

Wissenschaftler sind sich einig: Das Immunsystem wird in erster Linie durch den Menschen selbst geschwächt. Im Alter nimmt die Häufigkeit von Fehlernährung und die Entwicklung von Nährstoffdefiziten zu. Die Ursache liegt in einer stark einseitigen Ernährung, aber auch in einem erhöhten Bedarf an bestimmten Nährstoffen wegen verminderter Verwertung. Ernährungsmediziner gehen davon aus, dass ein Drittel der älteren Personen Defizite an mindestens ***einem*** Nährstoff aufweisen. Bei gesunden über 80-jährigen wurde in rund 50 Prozent der Fälle ein Mangel an Vitamin B6, Selen und Zink festgestellt. Bei rund 40 Prozent waren Vitamin B12, E und Folsäure auffällig vermindert. Heute gilt Nährstoffmangel weltweit als die wichtigste und häufigste Ursache von Immundefiziten. Die industriell hergestellten Nahrungsergänzungsmittel können diesen Mangel nicht ausgleichen.

Auch Umweltgifte wie Ozon, Schwermetalle und Röntgenstrahlen beeinträchtigen das Immunsystem. Dann schwächen bestimmte Medikamente wie Sulfonamide, Antibiotika, Hormongaben und Cortison die Abwehrkräfte. Weitere Ursachen für fehlende Abwehrreaktionen des Körpers sind Rauchen, übermäßiger Alkoholkonsum und seelische Konfliktsituationen. Gefährlich für die Koordinatoren der Abwehr ist Stress! Bei Stress arbeitet der Organismus auf Hochtouren. Es werden bestimmte Hormone ausgeschüttet, während das Immunsystem auf „Sparflamme schaltet". In dieser Phase zeigen die Abwehrzellen des Körpers nur wenig Widerstandskraft gegenüber Infektionen. Dauerstress ist Gift für unser Immunsystem. Eine Stressbelastung über kurze Zeit schadet selbstverständlich nicht!

Krankheiten des Immunsystems im Alter

Einige Infektionskrankheiten, z. B. Grippe, treten im Alter gehäuft auf. Zahlreiche körperliche Veränderungen begünstigen Infektionen im Alter. Zum Beispiel:

- allgemeine körperliche Schwäche (Adynamik),
- verminderte Zufuhr von Flüssigkeit durch geringeres Durstgefühl,
- Mangel- und Fehlernährung, z. B. zu wenig Vitamine,
- Störungen im Magen- und Darmtrakt,
- Dünnerwerden der Haut und damit erhöhte Durchlässigkeit für Erreger,
- ungenügende Sekretbildung in den Bronchien und in der Lunge bei Funktionsstörungen,
- Sauerstoffmangel in den Geweben bei Herz- und Kreislauferkrankungen.

Die Symptome einer Ansteckung mit Erregern zeigen sich im Alter anders als in jüngeren Jahren. Auch ein Arzt kann häufig ohne langwierige Laboruntersuchungen nicht sofort erkennen, dass eine Infektion vorliegt, weil folgende

Symptome nur schwach ausgeprägt sind: geringes lokales Schmerzempfinden, kaum Fieber, keine Schwellungen und mäßige Reaktionen im Blutbild.

Zur Stärkung des Immunsystems durch Impfungen

Da das Immunsystem im Alter immer schwächer wird, sind gerade hier Impfungen angebracht. Sie stellen einen unverzichtbaren Schutz vor Infekten dar. Bei älteren Personen bestehen in Deutschland erhebliche Impflücken. Bei 30 Prozent besteht z. B. kein ausreichender Tetanus-, bei 50 Prozent kein Diphtherieschutz. Nur 60 Prozent der Deutschen, die in tropische Länder reisen, haben eine Hepatitis-A-Impfung. Zu wichtigen Impfungen gehören:

- Wiederholung des Impfschutzes gegen Tetanus und Diphtherie mit einer Impfung alle zehn Jahre.
- Jährliche Grippeschutzimpfung bei allen über 60-jährigen, insbesondere für Patienten mit Diabetes, Herz-, Kreislauf-, Lungen- und Nierenerkrankungen.
- Bei Patienten mit chronischen Lungen-, Herz- und Kreislauferkrankungen ist eine Impfung mit einem Pneumokokken-Impfstoff alle fünf Jahre zu empfehlen.

Durch Impfungen wird das Immunsystem nachhaltig trainiert, bestimmte Krankheitserreger zu erkennen und kann so ein „immunologisches Gedächtnis“ ausbilden. Wenn gefährliche Erreger dann den Organismus attackieren, kann sich das Immunsystem wirksam zur Wehr setzen.

Die Bedeutung der Ernährung für das Immunsystem

Die Ernährung ist für ein intaktes Immunsystem von herausragender Bedeutung, weil der Körper aus Blut- und Nahrungsbestandteilen Leukozyten (weiße Blutkörperchen) und Antikörper herstellt. Wer sich falsch bzw. unzureichend ernährt, wird für Infekte schneller anfällig.

Die mediterrane Küche, die aus 70 Prozent pflanzlicher Frischkost (Obst, Gemüse, Nüsse, Mandeln), aus vorzüglichen Ölen und wenig Fleisch besteht, ist energetisch hochwertig, hält den Stoffwechsel im Körper gesund und aktiviert täglich das Immunsystem. Sie hemmt vor allem das Krebswachstum, wenn noch Bewegung dazukommt, z. B. harte Arbeit im Garten.

Es gibt Lebensmittel oder Bestandteile von Lebensmitteln, die einen sehr positiven Einfluss auf unsere Abwehrkräfte haben. Wie bereits erwähnt, bildet die Darmflora mit 70 Prozent den größten Teil des Immunsystems. Vor allem milchsauere Lebensmittel wie Jogurt, Kefir und Sauerkraut unterstützen eine gesunde Darmflora. Sie erhöhen die Immunfaktoren durch die Milchsäurebakterien. Ballaststoffe aus Getreide, z. B. in Hafer-, Dinkel- und Weizenflocken beeinflussen den spezifischen und unspezifischen Abwehrmechanismus. Sie aktivieren die verschiedenen Fresszellen und hemmen das Krebswachstum.

Nüsse sind kalorien-, aber auch besonders nährstoffreich. Sie liefern u. a. pflanzliches Eiweiß und den Radikalenfänger Vitamin E. Außerdem bilden sie immunstärkende Spurenelemente. Para- und Erdnüsse bringen reichlich Zink. Paranüsse sind zudem reich an Selen. Ein Müsli am Morgen bietet optimal mehrere „Immunbausteine“: Vollkornflocken, Nüsse, frisches Obst und Joghurt. Ein Müsli liefert einen Immun-Multimix aus den Vitaminen C und E, Betacarotin, sekundären Pflanzenstoffen, Ballaststoffen und Milchsäurebakterien.

Omega-3-Fettsäuren im Fisch schützen nicht nur Herz und Gefäße. Nach neuesten Untersuchungen fördern sie auch die Abwehrkraft der „Killerzellen“. Rohe Möhren und Paprikaschoten enthalten in besonderem Maße Carotinoide, Beta-Carotin und Canthaxanthin (roter Pflanzenfarbstoff). Sie mobilisieren die Abwehrzellen, hemmen bzw. vermindern das Tumorwachstum.

Für die Abwehr von gefährlichen Mikroorganismen ist besonders Zink zu empfehlen. Als Mikronährstoff spielt es im Stoffwechselgeschehen eine zentrale Rolle. Für das richtige Funktionieren des Immunsystems ist es besonders wichtig. Die Zinkaufnahme nimmt im Alter auffällig ab und führt damit zu erheblichen Schwächen und Löchern im persönlichen „Schutzwall.“ Wichtige Zinklieferanten über die Nahrung sind z. B. Haferflocken, Getreidekeime, Pinienkerne, Linsen und harte Käsesorten. Größere Zinkmengen durch Tabletten können zu Erbrechen und Kopfschmerzen führen. Bei reichlich Zink durch Nahrungsmittel werden in der Regel keine negativen Effekte festgestellt.

Ist das Immunsystem stark geschwächt, z.B. durch Grippeviren, können Enzyme, wie sie vor allem in Südfrüchten enthalten sind, das körperliche Gleichgewicht wieder herstellen. Enzyme helfen vorzüglich bei Krankheiten, die mit einer

Entzündung verbunden sind. Bei einer Entzündung der Atemwege, der Kiefer- und Stirnhöhle, bei Durchblutungsstörungen, bei Venenschwäche mit Schwellungen!

Enzyme greifen in mehrere Regulationssysteme des Abwehrsystems ein. Sie können die Abwehr steigern, sie können die Abwehr wieder aufbauen (Restauration des Immunsystems) oder auch die Abwehr hemmen (Suppression des Immunsystems). Das Ziel bei einem verstärkten Verzehr von Enzymen ist immer, ein gestörtes Immunsystem wieder zu normalisieren und voll funktionstüchtig zu machen. Sie verstärken besonders jene physiologischen Mechanismen, die auf Erkennung und Beseitigung virusbefallener und entarteter Zellen spezialisiert sind. Enzyme kommen in allen Obst- und Gemüsesorten vor. Besonders enzymreich sind Ananas, Papaya und Feigen. Auf keinen Fall sollten bei infektiösen Erkrankungen wegen ihrer schwachen Wirksamkeit handelsübliche Enzympräparate eingesetzt werden.

Die Darmflora, ein wichtiger Partner des Immunsystems

Der Verdauungstrakt spielt im Organismus für die Abwehrkräfte eine maßgebliche Rolle. Hier befinden sich etwa 70 Prozent aller Immunzellen. Die Darmbakterien regen das dem Darm assoziierte Immunsystem an und trainieren dadurch die komplette Abwehr. Sie hemmen das Wachstum pathogener Keime. Eine wichtige Rolle spielt der Darm mit seiner Flora auch, weil er das Immunsystem anleitet, zwischen „guten“ und „schlechten“ Bakterien zu unterscheiden. Wird das Gleichgewicht der Darmflora vor allem durch Medikamente und Fehlformen der Ernährung gestört, kann dies die Gesundheit insgesamt sehr schädigen. Für die Effektivität des Immunsystems sorgen im Darm Millionen von Bakterien. Mit einem Gewicht von 1,5 Kilogramm!

Zahlreiche Krankheiten sind auf einen schlecht arbeitenden Darm und eine dadurch herbeigeführte Immunschwäche zurückzuführen wie Hautausschläge, Autoimmunerkrankungen, Polyarthritis, Krebs, aber auch Herz- und Kreislaufprobleme. Viele chronische Infektionen, vor allem Pilzinfektionen, heilen oft nur, wenn der Verdauungs- und Darmtrakt wieder in Ordnung ist.

Der Physiologe und Nobelpreisträger Ilja Metschnikoff stellte nach seinen Langzeitstudien fest: „Der Tod lauert im Darm“. Nimmt man zu viel Fleisch mit gesättigten Fettsäuren auf, zu wenig Fisch mit den wichtigen Omega-3-Fettsäuren und verzichtet man auf Obst und Gemüse mit ihren Ballaststoffen, kann z. B. Dickdarmkrebs die Folge sein. In Deutschland die zweithäufigste Krebserkrankung!

Eine gute Darmfunktion ist wegen morphologischer und entzündlicher Veränderungen bei einem großen Teil der Bevölkerung in Deutschland nicht möglich. Bei rund einem Drittel besteht eine chronische Darmentleerungsstörung, die Ärzte als Obstipation diagnostizieren. Vom sechzigsten Lebensjahr an finden sich in den westlichen Industrieländern fast bei jedem zweiten Menschen etliche erbsengroße Dickdarmdivertikel an der Darmwand. Die Divertikulose entsteht aus erhöhtem Innendruck des Darmes: aus ballaststoffarmer Ernährung, aus Verstopfung, Übergewicht und Bewegungsmangel.

Seit Jahrhunderten ist milchsauer eingelegtes Gemüse für ein gutes Funktionieren der Darmflora bekannt. Fermentierte Gurken, grüne Bohnen, Blumenkohlröschen, Selleriescheiben, Zwiebeln und gehobeltes Weißkraut enthalten nicht nur Vitamine, Mineralien, Spurenelemente und Enzyme im reichen Maße, sondern auch lebende Bakterienkulturen. Sie sorgen hervorragend für eine gesunde Darmflora, stärken die Abwehrkräfte und machen immun gegen viele Krankheiten.

Sauermilchprodukte sorgen ebenso für eine gesunde Darmflora. Sie werden auf der Basis von pasteurisierter Milch durch Zugabe von Milchsäurebakterien hergestellt. Bekannte Sauermilchprodukte sind: Crème fraîche, Buttermilch, Dickmilch, Jogurt, Kefir, Sauermilch oder Schwedenmilch und Trinkmolke.

Sport und Immunsystem

Sportliche Aktivitäten sorgen für eine gute Durchblutung und viel Sauerstoff, den auch die Abwehrzellen dringend benötigen. Bewegung hält den Kreislauf in Schwung, kräftigt den Körper und stimuliert das Immunsystem. Die bei der Ertüchtigung des Körpers freigesetzten Endorphine regen u. a. die Interferonproduktion an. Interferon ist ein Stoff, der im Abwehrgeschehen eine zentrale Rolle einnimmt.

Positive Effekte auf das Abwehrgeschehen haben vor allem Schwimmen, Radfahren, Skilanglauf oder Jogging. Auch Krafttraining in Fitnessstudios ist positiv zu bewerten. Extrembelastungen hingegen führen zu Einschränkungen der spezifischen Immunfunktionen. Auffällig ist, dass Extremsportler häufig erkältet sind. Außerdem ist ihr Risiko größer, eine Krebserkrankung zu entwickeln. Für gesunde Personen gilt als Faustregel, dass der Puls „220 minus Alter“ nicht überschreiten sollte.

„Weise Lebensführung gelingt keinem Menschen durch Zufall.
Man muss, so lange man lebt, lernen, wie man leben soll".
(Seneca, römischer Philosoph und Politiker, 4 v. Chr. - 65 n. Chr.)

14. Gesünder und länger leben – ohne Stress

Der Begriff Stress wird in unterschiedlicher Bedeutung verwendet. Wir unterscheiden grundsätzlich den „guten“ Stress, den Eustress, vom Disstress, dem schädlichen Stress.

Eustress meint die Anforderungen im Alltag, die das Leben spannend machen und abwechslungsreich gestalten. Ein wenig Aufregung oder eine Herausforderung im Beruf, in der Familie und in der Freizeit reißen uns aus dem Alltagstrott. Zu Disstress, zu akuten oder chronischen Stress können Beziehungsprobleme, Belastungen in der Partnerschaft, Scheidung oder Trennung vom Ehepartner, Auseinandersetzungen mit Verwandten oder mit Nachbarn und besondere Schicksalsschläge, z. B. hohe Verluste an der Börse, führen. Wie der Stress auf den einzelnen Menschen und seine Gesundheit wirkt, ist abhängig von seiner Wahrnehmung und seinem Gesundheitszustand. Sobald der Stress über längere Zeiträume besteht, die Belastungen nicht reduziert werden können und die Erholung nicht mehr ausreicht, werden auch Erkrankungen häufiger.

Die Professoren Heufelder und Bieger, die führenden Anti-Aging Ärzte in Deutschland, klagen: Die meisten Menschen sind permanent auf Hochtouren. Sie fühlen sich durch ihren Tag gehetzt und haben kaum noch Zeit für Ruhe und Muße. Stress gehört heute zum normalen Alltag. Entscheidend ist die Form der Stressbewältigung, das Stressmanagement. Versucht man Stress durch übermäßiges Essen, Alkoholgenuss, Rauchen, Psychopharmaka oder Drogen zu konsumieren, so schädigt man den Körper noch zusätzlich. Denn diese ungesunden Verhaltensweisen lösen zusätzliche Stressreaktionen aus und erhöhen somit sogar das Stresspotential, anstatt es zu vermindern.

Auf Dauer hinterlassen häufige Ausschüttungen der Stresshormone Adrenalin, Noradrenalin und Cortisol in unserem Körper und in unserer Psyche tiefe Spuren. Die Stresshormone stehen im Zentrum einer Wirkungskette, die zu höherem Blutdruck, steigenden Blutfett- und Cholesterinwerten führen können. Bei

Dauerbelastung durch Stress wächst das Herzinfarktrisiko um bis zu 30 Prozent. Dabei gilt immer: Bei Stress leiden ältere Menschen mehr als jüngere.

Häufige Stress- und Konfliktsituationen

Stressauslösend sind für die meisten Menschen sicherlich Ausnahmesituationen oder Lebenskrisen, die in das Leben hart eingreifen. Aber auch die täglichen, nervenden Kleinigkeiten (engl. „daily hazzles') belasten. Dauerhafte Stressbelastungen über viele Jahre hinweg können ebenso unglücklich stimmen und krank machen wie entscheidende Lebensereignisse. Beispiele für dauerhafte Stressbelastungen sind: Dauerndes Telefonklingeln, Vereinsamung, Enge in einer zu kleinen Wohnung, unerträglicher Lärm, Konflikte mit Nachbarn, Geldsorgen, Schulden usw. Im Vorfeld von möglichen Erkrankungen spüren in der Regel viele Menschen wegen des Dauerstresses Warnzeichen. Man fühlt sich unwohl, unpässlich, unleidlich! Diese Befindlichkeitsstörungen sind ein wichtiges Frühwarnsystem. Sie zeigen an, dass sich über kurz oder lang Krankheiten entwickeln können.

Die Symptome bei Dauerstress

Stress kann sich im körperlichen Organismus und im psychosozialem Bereich auswirken, wie folgende Übersicht über seine Symptome zeigt

Körperliche Auswirkungen	**Auswirkungen im psychosozialen Bereich**
Bluthochdruck, Herzklopfen, Herzjagen, Herzstechen Schmerzen in der Brust Atembeschwerden , Kurzatmigkeit Kopfschmerzen, Migräne Einschlaf- und Durchschlafstörungen Alpträume Schwindelanfälle extreme Mundtrockenheit Zucken von Augenlidern Appetitlosigkeit bzw. Heißhunger Sodbrennen Völlegefühl Magenbeschwerden, Reizmagen	Denkblockaden Konzentrationsstörungen Vergesslichkeit Eingeschränkte Entschlussfähigkeit Keine Kreativität Häufiges Grübeln Innere Unruhe Exzessive Nervosität Gestörtes Selbstwertgefühl Reizbarkeit Starke Gefühls- und Wutausbrüche Depressionen Bipolare Störungen, Stimmungsschwankungen

Körperliche Auswirkungen	Auswirkungen im psychosozialen Bereich
Verdauungsstörungen, Reizdarm Durchfall unangemessener Harndrang übermäßiges Schwitzen schnelle Erschöpfung, Adynamik hartnäckige Verspannungen Nacken-, Schulter- und Rückenschmerzen Schwächung der körpereigenen Abwehr hohe Anfälligkeit für Infekte, z. B. für Erkältungskrankheiten gesteigerter Konsum von Alkohol, Kaffee und Zigaretten Missbrauch von Psychopharmaka	Entfremdung und Isolierung im Alltag Sozialer Rückzug

Bei übermäßigem Stress flüchten viele ältere Männer in den Alkohol und steigern ihren Zigarettenkonsum. Ältere Frauen bevorzugen Psychopharmaka, vor allem Beruhigungsmittel. Die Flucht in die Sucht wird meist nur mit der jüngeren Generation in Verbindung gebracht, etwa als Reaktion auf Stress im Berufs- und Privatleben. Nur wenige Gerontologen und Fachärzte für Innere Medizin machen den risikoreichen Konsum von Alkohol und Medikamenten auch bei älteren und alten Menschen zum Thema. Experten schätzen, dass bis zu einem Viertel der über 70-jährigen Frauen von Psychopharmaka abhängig sind.

Die bitteren Folgen von Dauerstress

Stress verringert den Blutfluss zum Herz und zieht eine Verengung der Gefäße nach sich. Personen, die unter starkem Stress stehen, leiden häufiger unter Durchblutungsstörungen und weisen deshalb ein höheres Risiko für Herzrhythmusstörungen und Herzinfarkt auf. Aktuelle Forschungen an der John-Hopkins-Universität in Baltimore/USA zeigen, dass Menschen, die stressanfällig sind, ein zwanzigfach erhöhtes Risiko für Herz- und Kreislauferkrankungen haben. Bei Stress schüttet die Nebennierenrinde vermehrt Kortikoide aus, das Nebennierenmark erhöht die Abgabe von Adrenalin und Noradrenalin. Das treibt den Blutdruck gefährlich in die Höhe. Wenn Menschen über einen längeren Zeitraum Neurotransmittern ausgesetzt sind, die der Körper in Stresssituationen ausschüttet, wird das Immunsystem geschwächt und man altert schneller. Darüber hinaus entziehen chronische Stressphasen unserem Körper wichtige Vitamine, wie die Vitamine C und D und die Vitamine des B-Komplexes, vor allem Folsäure. Eine erhöhte Produktion von Stresshormonen äußert sich vor allem in Form von Adynamik, Antriebslosigkeit und Erschöpfung. Nach Angaben der Weltgesundheitsorganisation sollen 80 Prozent aller Erkrankungen durch Stress mitverursacht werden. Besonders häufig äußert sich krankmachender Stress in Alkohol- und Tablettenabhängigkeit, Übergewicht, Rauchen und ständigen Kopfschmerzen.

Das Resilienzphänomen im fortgeschrittenen Alter

Psychologen der Universitäten Heidelberg und Colorado (USA) untersuchten das Verhalten bei Stress von über 300 Menschen zwischen 18 und 90 Jahren. Das Ergebnis ihrer Analyse! Die älteren Teilnehmer nahmen Stress mit größerer Gelassenheit hin und erholten sich davon auch schneller. Laut den Wissenschaftlern verbessert sich mit dem Alter die Resilienz, also die Fähigkeit eines Menschen, mit widrigen Lebensumständen und starken psychischen Belastungen umzugehen. Ein anschauliches Beispiel für Resilienz bietet das „Stehaufmännchen".

Die Resilienz, die innerseelische Widerstandskraft, lässt sich sogar gezielt trainieren. Dabei gilt es, konstruktiv und lösungsorientiert zu handeln und sich auf die eigenen Stärken zu besinnen. Ist dieses Fundament gelegt, geht man sogar aus Krisen und Konflikten gestärkt hervor.

Zum richtigen Umgang mit dem Stress

Der beste Weg, um Stress zu vermeiden, ist es, Belastungen erst gar nicht entstehen zu lassen. Das richtige Stressmanagement verlangt von uns, über sich selbst und unsere Aktivitäten nachzudenken und „nein" sagen zu können. Nur ein Teil der Belastungen wird an uns von außen herangetragen. Den Stress machen wir uns häufig selbst. Viel Stress hat man selbst zu verantworten, wenn z. B. Aufgaben spontan von Verwandten, Freunden und Nachbarn übernommen werden, ohne darüber nachzudenken, welche Belastungen sie für uns selbst bringen.

Nicht immer gelingt es uns, seelische Belastungen zu vermeiden. Die meisten Probleme sind nicht an einem Tag zu lösen. Dann muss man sich die Zeit nehmen und Sport und Bewegung in den Alltag einbauen. Silke Heller und Werner Waldmann schreiben in ihrem „Anti-Aging-Handbuch“: „Setzen Sie sich doch mal wieder auf das Fahrrad, gehen sie schwimmen oder spazieren Sie gemütlich durch den Park!“. Genauso wie Sport und Bewegung helfen Entspannungstechniken, z. B. Autogenes Training, Yoga oder Meditation.

Entspannung tritt nicht automatisch ein. Sie kann nicht auf Knopfdruck immer dann abgerufen werden, wenn im stressigen Terminkalender gerade mal eine Lücke ist. Sie kann auch nicht auf Vorrat oder nachholend wirken. („Im Urlaub werde ich mal so richtig entspannen!“). In den Lebensplänen und Tagesabläufen früherer Jahrhunderte gab es feste Zeiten der Beruhigung und Entspannung. Einkehr und Besinnung in Verbindung mit meditativen oder spirituellen Praktiken ermöglichten es, die Balance von Geist und Körper auch nach stark belastenden Ereignissen wieder herzustellen. Solche kulturell vorgegebenen Wege der Entspannung finden wir in unserer Zeit nur mehr selten.

Religiöse Menschen sind gesünder, leben länger, sind mit sich und der Welt zufriedener und in ihrem Wesen ausgeglichener als solche, die keine Religion praktizieren. Wissenschaftler nehmen seit geraumer Zeit die „Begleiterscheinungen“ eines religiösen Lebensstils vermehrt unter die Lupe. Ein Forschungsteam der italienischen Universität Padua untersuchte 2001 die Herzfrequenz und Atmung bei innigen Gebeten und stellte fest: Menschen mit einem sehr starken Glauben überraschten durch hervorragende psychosomatische und kardiologische Untersuchungsergebnisse im Vergleich zu Menschen ohne religiöse Überzeugung.

„Wenn Du bereit bist, Dein Leben zu ändern, kann dir geholfen werden".
(Hippokrates, griechischer Arzt, 460 v. Chr. —377 v. Chr.)

15. Streicheleinheiten für Körper und Seele

Die Seele braucht jeden Tag Phasen, in denen sie frei „baumeln" kann. Man muss wenigstens zeitweise das Gefühl haben, keine Erwartungen erfüllen zu müssen. Beim ziellosen Bummeln im nahem Park, beim Betrachten von Blumen oder beim Blick in die Bewegungen des fließenden Wassers – um nur einige Beispiele zu nennen –, versiegt der Strom der Gedanken und ein Gefühl innerer Ruhe breitet sich aus. Statt die Freizeit mit Terminen durchzuorganisieren, sollte Phasen der Regeneration mitgeplant werden. Vor allem am Wochenende und im Urlaub sollte man auf „Aktivprogramme", die mit Stress verbunden sind, verzichten.

Musikhören kann in Stresssituationen auch lebenswichtige Stunden der Regeneration bringen. Wer Entspannung sucht, kann z. B. bei Bachs „5. Brandenburgischem Konzert" abschalten. Beruhigend wirken Mozarts „Es-Dur-Quintett" für Klavier und Bläser oder Felix Mendelssohn-Bartholdys „E-Moll-Violinkonzert".

Entspannungspraktiken können beim Abbau von Stress helfen, körperliches, emotionales und geistiges Wohlbefinden wieder in Einklang zu bringen.

Übersicht über wichtige Entspannungsmethoden bei Stress

Entspannungsmethode	Wirkung	Bemerkung
Atemübung	hilft sehr bei Stress, baut Ängste ab, mobilisiert Energie	beruhigt in Minuten
Progressive Muskelentspannung	setzt allgemeine Körperanspannung deutlich herab, gibt neue Energie	auch für zwischendurch; für Einsteiger in aktive Entspannungstechniken geeignet
Autogenes Training	baut Stress ab, beruhigt, gleicht aus	wirkt rasch, auch für zwischendurch
Yoga	bringt Körper und Seele ins Gleichgewicht, regt den Stoffwechsel an	zu Beginn nur mit genauen Anleitungen
Meditation	intensive geistige Entspannung bei Stress und in seelischen Krisen sehr gut	schwer erlernbar, nach genauer Anleitung auch für zwischendurch

Die meisten Entspannungsmethoden gehen von zwei grundlegenden Gemeinsamkeiten aus: langsame, tiefe Atmung und lockere, entspannte Muskeln. Gleichzeitig wird die Reizflut von Wahrnehmungen eingedämmt und der Strom der Alltagsgedanken unterbrochen. Die Aufmerksamkeit richtet sich auf einen ganz kleinen Bereich – die Abfolge der Übungen und den eigenen Körper. Wenn die Techniken beherrscht werden, führen sie zu völliger körperlicher und geistiger Ruhe. Alle Verfahren lassen sich am besten in einem Kurs erlernen. Welche Methode wem am besten hilft, kann jeder Einzelne nur durch Ausprobieren herausfinden. Gut geeignet für Einsteiger sind die Übungen der progressiven Muskelspannung, denn sie sind relativ schnell und einfach zu erlernen. Muskelentspannung, Autogenes Training, Atemtechniken, Yoga und andere Verfahren können Vorstufen zur Meditation sein. Im Folgenden werden wichtige Entspannungsmethoden vorgestellt.

Atemübungen

Tiefes, gleichmäßiges Ein- und Ausatmen und die Konzentration auf den Atemvorgang sind die Schlüssel zur Entspannung. Nervosität und Stress führen bei den meisten Menschen dazu, dass sie zu hastig atmen. Mit der Brust statt mit dem Zwerchfell! Durch einen zu schnellen Atemrhythmus gelangt weniger Sauerstoff in den Blutkreislauf, der Kohlensäuregehalt steigt. Das wiederum erhöht die Muskelspannung, verbessert die Wahrnehmung und macht für Schmerzen weniger empfindlich. Diese Vorgänge sind Teil des angeborenen Stressprogramms, das uns hilft, eine plötzliche Gefahr zu meistern. Wird das schnelle Atmen jedoch zum Dauerzustand (Hechelatmung, „Hyperventilation"), weil wir fast immer unter Hochspannung stehen, bekommen lebenswichtige Organe wie Herz, Gehirn und Muskeln nicht mehr ausreichend Sauerstoff. Mögliche Folgen sind häufige Müdigkeit, Konzentrationsschwäche und Probleme mit dem Einschlafen, weil das unbewusste, hektische Luftschnappen den Körper nicht zur Ruhe kommen lässt. Auch Verdauungsprobleme können durch zu hastiges Atmen entstehen oder sich verstärken. Richtiges Atmen wirkt sich entspannend und ausgleichend auf den ganzen Menschen aus. Wenn man bewusst anstelle der Brustatmung die Bauch-Zwerchfell-Atmung wählt, so stellt sich eine entspannte Wirkung in wenigen Minuten ein. Atemübungen sind deshalb eine wirksame Soforthilfe gegen Stress, weil sie die Stressreaktionen des Körpers sofort unterbrechen: Die Nerven beruhigen sich in kurzer Zeit, die Psyche kann sich sammeln und neue Kräfte gewinnen.

Progressive Muskelentspannung

Die progressive Relaxation ist eine Anti-Stress-Methode, die in den USA entwickelt wurde. Der Wechsel zwischen aktiver Muskelanspannung und -entspannung lindert stressbedingte Beschwerden und macht ruhig und gelassen. Es werden nacheinander die verschiedenen Muskelgruppen des gesamten Körpers (wie Faust-, Arm-, Bein-, Nacken-, Schulter-, Rücken-, Bauchmuskulatur) im Sitzen oder im Liegen bewusst angespannt. Die Spannung wird fünf bis zehn Sekunden gehalten, ehe sie wieder gelöst wird. Die Entspannungsphase soll 30 Sekunden dauern. Entscheidend ist die bewusste Wahrnehmung des Unterschieds zwischen der Anspannung und Entspannung der Muskulatur. Die Konzentration auf den Wechsel der Empfindungen bewirkt, dass die Entspannung erlebt wird.

Autogenes Training

Autogenes Training gehört heute zu den wichtigsten Techniken suggestiver Selbstentspannung. Durch Selbstsuggestion wird eine direkte Beeinflussung des vegetativen Nervensystems erreicht, welches normalerweise nicht unserem Willen unterliegt. Das vegetative Nervensystem wird positiv in Richtung eines entspannten Wohlgefühls beeinflusst, so dass stressbedingte Fehlsteuerungen allmählich verschwinden. Die Entspannung geschieht mit Hilfe formelhafter Sätze, die kurz und präzise sind und möglichst rhythmisch klingen, z. B.: „Der rechte Arm wird schwer“, „Der rechte Arm wird warm“, „Der rechte Arm wird warm und schwer“ usw. Durch das reine Sich-Vorsagen und Vorstellen von Empfindungen wie Schwere, Kühle und Wärme werden körperliche Entspannung und eine tiefe innere Ruhe erreicht und das ohne jede äußere Bewegung! Die Oberstufe des Autogenen Trainings befasst sich neben den Entspannungsübungen mit dem Erleben von inneren Bildern. Durch das Autogene Training können Kopf und Seele „abschalten“.

Yoga

Das Ziel von Yoga ist eine konzentrative Versenkung in sich selbst, die zu einer inneren Harmonie und Gelassenheit führt. Yoga beruht auf dem Prinzip der Anspannung und Entspannung im harmonischen Wechsel. Bei den Körper- und Atemübungen stehen Dehnen, Strecken und Lockerlassen im Mittelpunkt. Die jeweilige Position wird für einige Augenblicke gehalten, danach wird die entspannte Ausgangshaltung wieder eingenommen. Geübt wird im Sitzen, Liegen und Stehen. Zum Abschluss einer Yoga-Stunde wird meist meditiert. Fundierte, medizinische Untersuchungen zeigen: Durch konsequente Yogaübungen kann man auf fast alle Systeme des Körpers Einfluss nehmen, besonders auf den Herzschlag und Blutdruck. Um Erfolge, insbesondere beim Abbau von Dauerstress, zu erzielen, muss man Yoga regelmäßig üben.

Die am verbreiteste Form des Yoga ist das Hatha-Yoga, das in Indien seit 6.000 Jahren praktiziert wird. Aus dieser Urform haben sich alle anderen Yoga-Stile entwickelt, wie z. B. Vini-, Anusara-, Ashtanga-, Bikram-, Iyengar- und Sivananda-Yoga. Sivananda-Yoga ist eine spirituell ausgerichtete Form des Yoga, bei der zwölf sanfte „Asanas" in fließender Reihenfolge wiederholt werden.

Jeder kann Yoga praktizieren, unabhängig vom Alter. Nur wer an schwerwiegenden Gesundheitsproblemen leidet, z. B. wem öfters schwindelig wird oder wer massive Rückenprobleme hat, sollte vorher seinen Hausarzt konsultieren.

Seit 2014 wird in medizinischen Fachzeitschriften und in Apotheken-Illustrierten über Hormonyoga diskutiert. Kann man durch Yoga auf den Hormonhaushalt einwirken? Eine ernst zu nehmende Studie an über hundert Frauen in den Wechseljahren hat in der Tat ergeben, dass ihre Beschwerden, z. B. Hitzewallungen auffällig geringer wurden. Auch Ein- und Durchschlafstörungen wurden reduziert. Im Hormonyoga sind Elemente aus verschiedenen Yogarichtungen vereint. Sie wirken gezielt auf die Schilddrüse, Hirnanhangdrüse und auf die Nebennieren. Freilich sollte Hormonyoga nach einer Operation, bei einer Entzündung der Nieren und bei Schilddrüsenüberfunktion nicht praktiziert werden.

Nach meiner Meinung lindert Yoga nicht nur Stress, sondern ist günstig für eine natürliche Balance der Hormone. Ob man allerdings mit Hormonyoga auf eine Hormonersatztherapie in einem besonders problematischen Klimakterium verzichten kann, verneinen Gynäkologen.

Meditation

Elemente der Meditation gibt es in allen Weltreligionen, z. B. auch in der katholischen Kirche (Exerzitien). Meditation ist ein Weg, innerlich zur Ruhe zu kommen. In der Stille und Versenkung kommt auch das "Grübeln" zur Ruhe. Es gibt eine Vielzahl von Meditationstechniken. Häufig konzentriert man sich bei Beginn auf den Rhythmus der Atmung, auf ein inneres Bild, auf die Flamme einer Kerze oder auf ein Klangwort (Mantra). Dabei ist es möglich, in Bewusstseinsebenen vorzudringen, die im Normalfall verborgen sind oder kaum beachtet werden. Dieser Zustand wird als vollkommene Stille des Bewusstseins bezeichnet. Auf körperlicher Ebene finden während des Meditierens ebenfalls positive Veränderungen statt: Die Atmung vertieft sich und dem Blutkreislauf wird mehr Sauerstoff zugeführt. Klinische Versuche haben ergeben, dass Meditation stressmindernd wirkt und bei der Therapie von stressbedingten Erkrankungen hilft. Es kann aber Jahre dauern, bis man richtig meditiert.

Eine Alternative zur Meditation bieten Zeiten der Stille und inneren Einkehr. Beispiele für Kontemplation sind Spaziergänge in der freien Natur, Malen, Klavierspielen, aber auch Beten.

Zum Erlernen von Entspannungsmethoden

Die Entspannungsmethoden kann man bei Ärzten, Psychologen, Psychotherapeuten und Krankengymnastinnen kennenlernen. Bei verschiedenen Berufsverbänden und Krankenkassen gibt es kostenlos Listen mit einer Übersicht geeigneter Therapeuten. Die Entspannungstechniken werden auch in zahlreichen Volkshochschulen, Sportvereinen, Kneippvereinen, Gesundheitszentren und anderen gesundheitsbezogenen Institutionen angeboten. Entspannungsvideos sind nur zum Erlernen von körperorientierten Entspannungsmethoden geeignet. Anzumerken ist, dass Entspannungsübungen keine Therapie bei ernsthaften psychischen Erkrankungen ersetzen können.

Besonders aber gebe man dem Gehirn das zu seiner Reflexion nötige, volle Maß des Schlafes; denn der Schlaf ist für den ganzen Menschen, was das Aufziehen für die Uhr.

Arthur Schopenhauer (deutscher Philosoph 1788 - 1860)

16. Ein erholsamer Schlaf stärkt den Organismus

Auf dem Kongress von „Euro Heart Care“, der Europäischen Herzgesellschaft, wurde 2015 in Kroatien eine Langzeitstudie der Universität Novosibirsk/Russland vorgestellt. Die breit angelegte Untersuchung von über 600 Männern zwischen 25 und 65 Jahren, die noch nie einen Herzinfarkt erlitten, hat ergeben, dass gravierende Schlafstörungen das Infarktrisiko mehr als verdoppelten. Führende europäische Kardiologen schlagen deshalb vor, schwerwiegende Schlafstörungen zu den bisherigen Risikofaktoren für die Gesunderhaltung wie Bewegungsmangel, ungesunde Ernährung, Rauchen und zu hohem Alkoholkonsum hinzufügen.

Schlafprobleme können einen Menschen zermürben, ihn alt und hässlich erscheinen lassen. Tiefe Augenschatten nehmen dem Gesicht die Frische, die Wangen wirken eingefallen, die Schulten „hängen“. Chronische Störungen des Schlafes beeinträchtigen nicht nur die Leistungsfähigkeit und das Wohlbefinden. Sie ziehen fatale gesundheitliche Langzeitfolgen nach sich wie z. B. Bluthochdruck, Erkrankungen der Herzkranzgefäße und Depressionen.

Deutschland, so schätzt die Deutsche Gesellschaft für Schlafforschung und Schlafmedizin, leidet jeder Dritte zumindest gelegentlich unter ernsten Schlafstörungen. Überproportional sind Frauen ab dem 45. Lebensjahr betroffen. Während der Wechseljahre treten Schlafprobleme vermehrt auf.

Müde Menschen leisten weniger und machen mehr Fehler. Fit über den Tag, gesund auf Dauer und vital bis ins hohe Alter bleibt nur, wer gut schläft. Entgegen landläufiger Meinung hat sich die durchschnittliche Schlafdauer des modernen Menschen nicht verkürzt.

Anmerkungen zum Mittagsschlaf

Nach einer Untersuchung der "Deutschen Akademie für Gesundheit und Schlaf" halten von rund 4000 telefonisch befragten Bundesbürgern gut 22 Prozent einen Mittagsschlaf. Manche Ärzte vertreten den Standpunkt, man solle nachts ausreichend schlafen und während des Tages keinen Kurzschlaf halten. Andererseits ist eine „Siesta" nach dem Mittagessen in südlichen Ländern eine Selbstverständlichkeit. Rund die Hälfte der Weltbevölkerung hält einen Mittagsschlaf. Zu seinen Freunden gehörte Winston Churchill, der 88 Jahre alt wurde.

Zahlreiche neuere klinische Untersuchungen befürworten den Mittagsschlaf. So erlitten z. B. Patienten mit hohem Blutdruck, die jeden Tag nach dem Mittagessen schliefen, seltener einen Herzinfarkt als andere, die sich untertags keinen Kurzschlaf gönnten. Bei den meisten Menschen gibt es ein "Tief" zwischen 13 und 15 Uhr. Das ist der richtige Zeitpunkt für ein Nickerchen! Für den Kurzschlaf müssen 10 bis 30 Minuten genügen. Bei zu langer Dauer gerät man in einen Tiefschlaf, aus dem man nur schwer zu wecken ist. Hält man regelmäßig eine „Siesta", sollte man nachts weniger schlafen.

Häufige Ursachen von gravierenden Schlafproblemen

Die Ursachen für Schlafprobleme sind vielschichtig. Mit Schlafstörungen signalisiert der Körper, dass ein Organsystem nicht voll und ganz funktioniert. Schmerzen jeglicher Art, Bronchitis, Asthma, Magen- und Darmerkrankungen, Angina pectoris und Herzrhythmusstörungen und andere ernsthafte Krankheiten können einen erholsamen Schlaf verhindern. Auch Depressionen stören manchmal den Schlaf empfindlich.

Folgende Medikamente sind „bittere Pillen", die einen gesunden Schlaf erschweren: Appetitzügler, Koffein (als Bestandteil verschiedener Präparate), Präparate, die die Hirndurchblutung steigern, Kreislaufmittel, Antibiotika, Hormonpräparate, Glukokortikoide, Anti-Parkinson-Mittel, Psychopharmaka, manche Antidepressiva und Asthmamedikamente.

Alkohol gilt allgemein als entspannend und Schlaf fördernd. Die Bezeichnung „Schlummertrunk" ist bei seinem Konsum auch in kleinen Mengen nicht angebracht. Alkoholische Getränke haben zwar eine Schlaf anstoßende Wirkung, doch sie stören den Schlaf in der zweiten Nachthälfte. Er wird flacher und unruhiger.

Wir erwachen häufiger und können dann oft nur nach längerem Verweilen wieder einschlafen. Bei reichlich Alkoholkonsum sind die Tiefschlafphasen deutlich verkürzt.

Bei Frauen ist oft die Mehrfachbelastung durch Beruf und Haushalt Ursache, dass sie nachts nicht zur Ruhe kommen. Bei Männern steht häufig der berufliche Stress im Vordergrund. Oder quälen sie finanzielle Sorgen? Weitere „Schlafkiller" sind reichlich Alkohol, Nikotin und schweres Essen zu später Stunde.

Eine andere häufige Ursache für Schlafstörungen! Elektrische Geräte wie Radiowecker, Stereoanlage, Computer und Fernsehgeräte erzeugen ein messbar erhöhtes elektrisches Spannungsfeld. Sensible Menschen reagieren, ohne es zu wissen, mit unruhigem Schlaf. Welchen Einfluss Elektrosmog dabei spielt, ist nicht geklärt.

Schlaf lässt sich nicht erzwingen. Wer dies versucht, gerät leicht in einen Teufelskreis, in dem gerade das zwanghafte Nachdenken über die Schlaflosigkeit diese verstärkt. Ärzte raten, eine durchwachte Nacht nicht übermäßig ernst zu nehmen. Viele Betroffene erwarten unrealistisch lange Schlafzeiten oder überschätzen ihre Probleme. Ein „Schlaf-Tagebuch" kann zu einer besseren Einschätzung verhelfen.

Reaktionen des Körpers auf Schlafmangel

Bei Schlafmangel machen sich äußerliche und innerliche Anzeichen schneller bemerkbar, als man denkt. Bereits bei einem Schlafdefizit von sieben Stunden in der Woche kann der Körper mit folgenden Symptomen reagieren: starker Müdigkeit, auffallender Konzentrationsschwäche, Kreislaufstörungen, Kopfschmerzen, Nachlassen des Kurzzeitgedächtnisses, einer geringeren Abwehrkraft gegen Viren, Bakterien und Krebszellen, einer blassen, schlaffen Haut und stumpfen Augen.

Als entscheidende Studie wertet die Fachwelt eine Arbeit, die ein Forscherteam um van Cauter von der University of Chicago im vergangenen Jahr in der medizinischen Fachzeitschrift „The Lancet" veröffentlichte. Sie beobachtete eine Gruppe junger, gesunder Männer im Schlaflabor. Schon nach einer Woche mit nur vier Stunden Schlaf pro Nacht kamen der Stoffwechsel und die Hormonausschüttungen durcheinander. Das Insulin der Bauchspeicheldrüse regulierte nicht mehr richtig den Blutzucker. Binnen einer Woche waren die Männer in einem Zustand, wie er sonst nur im hohen Alter oder in den Frühstadien der Diabetes auftritt. Van Center warnt: „Wir vermuten, dass chronischer Schlafmangel den Ausbruch von Altersbeschwerden wie Diabetes, Bluthochdruck, Fettleibigkeit und Erinnerungsschwäche beschleunigt und ihre Ernsthaftigkeit verstärkt." Schlaflosigkeit macht alt, dick und krank.

Der Schlaf im fortgeschrittenen Alter

Das Schlafbedürfnis hängt vom Alter ab und ist stark individuell ausgeprägt. Ein Erwachsener benötigt in der Regel sieben bis acht Stunden Schlaf. Zwischen dem 50. und 70. Lebensjahr geht der Schlafbedarf deutlich zurück.

Untersuchungen haben gezeigt, dass ein 50-jähriger im Schnitt knapp zwei Stunden weniger schläft als ein Teenager. Möglicherweise spielt dieses geringere Schlafmaß aber eine entscheidende Rolle beim Alterungsprozess. Hat der Körper nicht ausreichend Zeit, sich zu regenerieren, altert er auch schneller. Deshalb sollten gerade ältere Menschen versuchen, mehr zu schlafen, auch wenn sich die Struktur ihres Schlafes geändert hat.

Die erholsamen Tiefschlafphasen nehmen bereits ab dem vierten Lebensjahrzehnt kontinuierlich ab. Ab dem 60. Lebensjahr ist der Anteil des Tiefschlafs nur noch sehr gering: Man schläft flacher und unruhiger. Da man sich die ganze Nacht über vorwiegend in der Ein- und Leichtschlafphase befindet, sinkt die Weckschwelle. Schlafunterbrechungen nehmen im Vergleich zu jüngeren Jahren deutlich zu und verhindern ein problemloses Durchschlafen. Man wird immer wieder wach, kann nicht gleich wieder einschlafen und wartet ungeduldig darauf wieder einzuschlafen. Diese Zerstückelung des Schlafes und die stark verminderten Tiefschlafphasen schränken seinen Erholungswert ein.

Wenn man häufig abends, nachts oder früh morgens lange nicht (mehr) einschlafen kann und sich am Morgen antriebslos und „wie gerädert" fühlt, sollte man die Ursachen durch den Hausarzt klären lassen. Denn Schlaflosigkeit weist eventuell auf Begleitsymptome einer organischen Krankheit oder auf eine seelische Erkrankung hin.

Jede dritte Frau über 63 leidet unter Schlafstörungen, aber nur jeder zehnte Mann in diesem Alter ist davon betroffen. Diese Tatsache ist insofern eigenartig, weil ältere Frauen sogar ein besseres Schlafmuster haben als Männer. Das heißt, ihr Schlaf enthält mehr Tiefschlafphasen und sie erwachen weniger häufig.

Wann muss ich mit Schlafproblemen zum Arzt?

Tief wie ein Murmeltier die Nächte durchzuschlafen, gelingt nur wenigen Erwachsenen. Durchschnittlich wacht man nachts bis zu15 mal auf. Es ist ein weit verbreiteter Irrtum, dass sich der Erholungswert des Schlafes über seine Dauer definiert. Der Regensburger Schlafforscher Jürgen Zulley sagt: „Wichtig ist nicht die Länge der Nachtruhe, sondern deren Qualität"!

Wenn man aber immer wieder sehr lange braucht, um einzuschlafen, nachts häufig aufwacht, danach nicht weiterschlafen kann, tagsüber sich erschöpft fühlt – und das über vier Wochen –, dann ist ein Besuch bei einem Facharzt notwendig. Permanente Ein- und Durchschlafstörungen sind auch im Alter nicht normal. Sie weisen auf gesundheitliche Probleme und Erkrankungen hin, die untersucht werden müssen. Schlaflosigkeit tritt häufig als Begleitsymptom bei folgenden Diagnosen auf:

Herz- und Kreislauferkrankungen,
Atemwegserkrankungen und Asthma,
Hautkrankheiten, verbunden mit nächtlichem Juckreiz,
Arthrose und rheumatische Arthritis,
chronische Schmerzen, vor allem Zahnschmerzen,
neurologische Erkrankungen,
hormonelle Veränderungen, z. B. in der Menopause.

Mit einer erfolgreichen Therapie dieser Grunderkrankungen bessert sich meistens auch der Schlaf.

Schlafmittel sind bei Einschlaf- und Durchschlafstörungen keine Lösung. Sie schränken den Erholungswert des Schlafs ein und sind mit der Gefahr einer Abhängigkeit verbunden. Eine gesunde Alternative zur Förderung des Schlafs sind Kräutertees. Melisse und Johanniskraut beruhigen, Hopfen und Baldrian wirken schlaffördernd. Man sollte gegenüber Medikamenten aus der Apotheke misstrauisch sein, die sofort schnelleres Einschlafen, verbesserte Schlafqualität und verbesserten Schlafrhythmus versprechen.

Empfehlungen für einen erholsamen Schlaf

Lebensgewohnheiten und Verhaltensweisen, die einen gesunden Schlaf fördern, nennt man Schlafhygiene. Ihre Regeln sind einfach umzusetzen und zeichnen sich durch eine hohe Erfolgsquote aus.

Die im Folgenden angeführten Gemüsesorten und Rohkostarten sind sehr gesund. Jedoch nur mittags und nicht am Abend! Sie erzeugen Darmgase, die den Verdauungs- und Darmtrakt nachts stark belasten.

Zum Problemgemüse beim Abendessen zählen sämtliche Kohlarten (Weißkohl, Rotkohl, Grünkohl, Blumenkohl, Rosenkohl, Brokkoli, Kohlrabi). Hülsenfrüchte (Bohnen, Erbsen, Linsen), Zwiebeln, Schalotten und Lauch. Von Rohkost aller Art ist abzuraten. Ebenso von fettem Fleisch, von gebratenen und frittierten Speisen, z. B. von Bratkartoffeln oder Pommes frites!

Fische wie Hering, Lachs, Makrele und Sardinen sind zwar wegen ihrer Omega-3-Fettsäuren gesund, aber für den Abend zu fett. Sie behindern während des Schlafes die Entgiftungsarbeit von Leber und Galle. Für das Mittagessen sind sie selbstverständlich bestens geeignet.

Alle Schlafexperten empfehlen einmütig: Trinken Sie vier bis fünf Stunden vor der Bettruhe keine alkoholischen Getränke. Größere Mengen Alkohol beeinträchtigen die Schlafqualität und führen zu einem häufigen Erwachen, vor allem in der zweiten Nachthälfte. Der Schlafforscher Zulley empfiehlt: Gehen Sie regelmäßig ins Bett und stehen Sie morgens möglichst immer zur selben Zeit auf – auch am Wochenende oder im Urlaub. Selbst wenn man schlecht geschlafen hat, sollte man dabei bleiben, damit die „innere Uhr" nicht aus dem Rhythmus kommt.

Wenn Probleme oder Stress im Alltag Ein- bzw. Durchschlafstörungen verursachen, helfen im Rahmen eines „Schlafhygieneprogramms" Entspannungstechniken, z. B. autogenes Training, Yoga und Meditation. Viele Menschen bereiten einen erholsamen Schlaf mit einem guten Buch, mit beruhigender Musik oder einem kurzen Spaziergang vor.

„Die Haut ist ein Organ von außerordentlicher Wichtigkeit: ihre Funktionen sind bedeutungsvoller als allgemein angenommen wird".
(Wilhelm A. Vander, Internist und Autor, 19. Jahrhundert)

17. Reife Haut muss nicht alt aussehen

Kein Bereich des menschlichen Organismus spiegelt die Alterung so schonungslos wider wie die Haut. Falsche Ernährung, zu viel Sonne, zu wenig frische Luft setzen der Haut zu, machen sehr früh faltig und großporig. Für 80 Prozent der Hautschäden, die sich vor dem 30. Lebensjahr entwickeln, ist allein die Sonne zuständig. Man hat es zum größten Teil selbst in der Hand, wie schnell die Haut altert. Dabei geht es nicht um irgendwelche Wundermittel, sondern um eine vernünftige Pflege und Lebensführung.

Die Haut ist eines der wichtigsten Organe des menschlichen Körpers. Mit einer Oberfläche von insgesamt rund 1,6 Quadratmetern und einer Masse von 1/6 des Körpergewichts (10 Kilogramm) ist sie zudem unser größtes Organ. Bei großen und dicken Menschen erreicht die Hautoberfläche 2 Quadratmeter. Die gesamte Hautfläche kann dann bis zu 15 Kilogramm wiegen. Die Haut besteht aus drei Hauptschichten: Oberhaut (Epidermis), Lederhaut (Dermis, auch Cutis genannt) und Unterhaut (Subcutis). Für die Kosmetik von Bedeutung ist nur die Hornschicht der Oberhaut. Nur sie kann durch Pflege von außen beeinflusst werden. Zwar ist ihre Aufnahmefähigkeit gering, dennoch kann sie kleinste Mengen einiger Stoffe, z. B. einige fettlösliche Vitamine, aufnehmen. Die Oberhaut besteht aus Hornschicht und Keimschicht. Abgestorbene Zellen der Hornschicht schuppen sich ständig ganz fein ab und werden aus der darunter liegenden Keimschicht neu aufgebaut. Auf der Hornschicht liegt ein feiner Film aus Körperfetzen, Talg, Schweiß und speziellen Puffersubstanzen, der sog. Säureschutzmantel. Für den Feuchtigkeitsgehalt der Haut ist der Wassergehalt der an sich sehr wasserarmen Hornschicht wichtig. Ist sie zu trocken, nimmt sie Wasser aus tiefer gelegenen Schichten auf, und die Haut trocknet insgesamt stärker aus. Dieser Vorgang ist vom Hauttyp und vor allem vom Alter abhängig.

Warum altert unsere Haut?

Unsere Haut ist der unbarmherzigste Spiegel des Alters. Biologisch beginnt sie bereits mit 30 Jahren zu altern. Allerdings sehr langsam! Die Fähigkeit zur Zellteilung und zur Speicherung von Feuchtigkeit lässt kaum merklich nach. Zunächst zeigt sich das im Gesicht, am Hals und an den Händen. Bei den Frauen setzt die Faltenbildung früher als bei Männern ein, aber sie verläuft dann gleichmäßiger und weniger auffallend. Dermatologische Forschung hat gezeigt, dass die biologische Hautalterung mit raschem Tempo eigentlich erst jenseits des sechzigsten Lebensjahres beginnt. Frühe starke Falten, eine sehr schlaffe Haut und „absackende“ Konturen im Gesicht sind demnach viel länger vermeidbar als man dachte. Wenn die Haut bei den meisten Menschen trotzdem früher altert, kann das an falscher Lebensführung liegen.

Ob die Haut zart oder uneben, matt oder straff ist, wird in ihren tiefen Schichten bestimmt. Eine gut durchblutete Haut ist rosig und frisch. Dazu tragen viel Bewegung, Sport und eine ausgewogene, vitaminreiche Ernährung mit frischem Obst und Gemüse bei. Stress setzt hingegen der Haut sehr zu. Unter großer Belastung schüttet der Körper reichlich Hormone aus, vor allem Adrenalin, Noradrenalin und Cortisol. Sie bremsen die Erneuerung von Zellen, machen die Haut dünn und empfindlich. Wird die Anspannung tagsüber nicht abgebaut, behindert Cortisol auch die nächtliche Hauterneuerung.

Neben einer individuellen Anlage zum Hautaltern sind in unseren Breitengraden und bei der weißen Rasse vor allem Lichtschäden durch die Strahlung der Sonne die Hauptursache für eine vorzeitige Hautalterung. Die lichtgeschädigte Haut wird rau, sie verliert an Elastizität, Falten treten auf und breiten sich immer mehr aus. Die Oberhaut (Epidermis) verdünnt sich, es treten atypische Zellen auf und die Pigmente verteilen sich irregulär. In der Unterhaut (Dermis) verändert sich das Bindegewebe und ihre Elastizität geht verloren.

Neben den biologischen Alterungsprozessen fördern jedoch noch weitere innere und äußere Einflüsse mit zunehmendem Alter den „Verfall“ der Haut. Allem voran ist der Dauerstress für die Haut ein hoher Alterungsfaktor. Ständige Anspannung lässt die Gesichtsmuskeln verkrampfen. Der Zug an ihren elastischen Fasern nimmt zu und überfordert ihre Dehnbarkeit. Zudem verengt das Stresshormon Adrenalin die Blutgefäße, was besonders die feinen Äderchen an der Hautoberfläche zu spüren bekommen.

Vor allem Rauchen sorgt für besonders frühe Falten. Empirische Untersuchungen haben gezeigt, dass die Haut von Raucherinnen viermal so rasch altert wie die von nikotinunabhängigen Frauen. Die Zigaretten verengen die Blutgefäße. Der schlecht durchblutete Teint von Raucherinnen und Rauchern sieht deshalb nicht nur matt aus – er ist es auch tatsächlich. Die Haut kann zu wenig Biostoffe aufnehmen, die sie zu ihrer Regeneration braucht. Es fehlen Vitamine, Mineralien, Spurenelemente und Enzyme. Besonders wichtig wären die Vitamine C und E sowie das Provitamin Beta-Carotin. Sie bieten den freien

Radikalen Einhalt, die den Alterungsprozess der Haut so sehr beschleunigen können.

Wie ist es mit einem hohen Alkoholkonsum? Alkohol schadet zwangsläufig der Haut, weil er das Gewebe entwässert und ihm wertvolle Biostoffe entzieht. Er erweitert die feinen Blutgefäße der Gesichtshaut, und nach Jahren werden blutrote erweiterte Äderchen sichtbar.

Sehr ungünstig auf die Haut können sich wiederholte Schlankheitskuren auswirken. Sie leiern die elastischen Fasern aus und lassen die Haut früh erschlaffen. Wer abnehmen möchte, sollte ab Vierzig kein Idealgewicht anstreben. Zwei bis drei Kilogramm über dem Idealgewicht lassen die Haut auf alle Fälle glatter und jünger aussehen.

Ultraviolettes Licht spielt bei der Hautalterung die entscheidende Rolle. Längere ungeschützte Sonneneinstrahlung regt biochemische Prozesse im Bindegewebe an, bei denen zellschädigende freie Radikale die kollagenen und elastischen Fasern angreifen. Als Folge davon lässt die Elastizität der Haut nach und ihre Feuchtigkeitsspeicher schrumpfen. Hautärzte sprechen deshalb von „Lichtalterung“ im Gegensatz zur „biologischen Alterung“.

Die Alterung der Gesichtshaut im Überblick

Die folgende Zeitskala zu den Zeichen der Hautalterung wurde nach einer breit angelegten Untersuchung vom Pariser Hautforschungsinstitut C.E.R.E.S. aufgestellt:

Alter	Hautveränderungen
18 - 29	Augenringe, Fältchen außen und unten am Auge
30 - 39	Falten zwischen den Augenbrauen, Fältchen an der Oberlippe, erweitere Äderchen
40 - 49	Falten unter den Augen, eingefallene Augenlider, Tränensäcke
50 - 59	Krähenfüße, Linien von den Nasenflügel nach unten, Altersflecken.
40 - 70	Gesichtskonturen erschlaffen, Gesichtsform verändert sich. Falten rund um die Lippen!

Bei der Übersicht über die Alterung der Gesichtshaut stellt sich die Frage, warum die Gesichtshaut bei manchen Personen schneller, bei anderen langsamer altert. Wie bereits betont, unterliegt die Hautalterung insgesamt gesehen inneren und äußeren Einflüssen. Die Lebensspanne der Hautzellen ist vor allem genetisch bedingt stark unterschiedlich. Schließlich lässt die Ausschüttung der Hormone unterschiedlich schnell nach. Den wichtigsten Einfluss auf die Hautalterung im Gesicht hat die Lebensweise, z. B. das Rauchen und die Wirkung der UV-Strahlen. Besonders die Gesichtshaut kann ein Spiegel des Lebens sein.

Die Haut in den einzelnen Lebensabschnitten

Die Haut zwischen 30 und 40

Ab dem 30. Lebensjahr tendiert die Haut mehr und mehr zur Trockenheit. Spannkraft und Elastizität lassen schon merklich nach, wodurch Linien und Fältchen sichtbarer werden. Die Haut reagiert auch deutlicher auf Belastungen wie Schlafmangel, Nervosität und Stress. Erste Denkfalten können sich abzeichnen. Der Körper bildet bis zu 20 Prozent weniger Pigment als vor dem dreißigsten Lebensjahr. Man wird in der Sonne nicht mehr ganz so braun wie früher. Was tun?

Körperliche Bewegung baut Stress ab, fördert die Durchblutung und den Stoffwechsel der Haut. Wer wenig Zeit hat, sollte zumindest Bürstenmassagen und Wechselduschen anwenden. Yoga und Meditation helfen zu entspannen. Die Hautpflege muss reichhaltiger werden. Sonnencremes sind dringend geboten. Wer regelmäßig Augen-Make-up trägt, sollte auch zusätzlich an eine Augenfältchen-Creme denken. Für die Hautpflege ab 30 gilt als Leitprinzip: viel Schlaf, viel Bewegung in frischer Luft, eine ausgewogene Ernährung und Schutz vor greller Sonne helfen mehr als jedes erstklassige Pflegeprogramm.

Die Haut zwischen 40 und 50

Die Haut erneuert sich nicht mehr so schnell. Fehlt es an Bewegung und Sauerstoffzufuhr, kann es zu Lymphstauungen an der Augenpartie kommen: Tränensäcke und Schlupflider sind die Folge. Das Wasserbindevermögen in der Hornschicht lässt nach. Fast jeder hat jetzt eine trockene Haut. Allmählich werden auch die feinen Blutgefäße unelastischer, neigen zur Erweiterung und

Brüchigkeit. Weil die Haut schlechter durchblutet ist, sieht sie nicht mehr so rosig aus. Bei Raucherinnen und Rauchern wirkt sie fahl. Das Fettpolster im Unterhautgewebe wird schrittweise abgebaut, z.B. an den Händen, an den Augen, am Hals. Dafür bilden sich verstärkt Fettzellen an den Hüften, am Bauch und Oberschenkeln. Die Zellteilung der Oberhaut verlangsamt sich, die Haut wird allmählich etwas rau. Was tun?

Die Hautpflegemethoden, z. B. Reinigung des Gesichtes, sollten überdacht werden:

Massagen mit Gesichtsbürsten und Peelings strapazieren die Gesichtshaut, die mit zunehmendem Alter immer empfindlicher wird. Zu empfehlen ist eine zarte Massage mit den Fingerspitzen.

Reinigungsprodukte sollten weder Alkohol noch Duft- und Farbstoffe enthalten.

Heißes Wasser ist für eine empfindliche Gesichtshaut sehr schädlich. Auf heiße Vollbäder sollte man ebenso verzichten. Besser: lauwarm duschen.

Aggressive Reinigungsmittel, z. B. klassische Seifen, auch Creme-Seifen, sollte man aus dem Bad verbannen.

Reife Haut braucht mehr Fett und Feuchtigkeit. Anti-Aging-Produkte bieten mehr als einfache Feuchtigkeitscremes. Sie enthalten hochwertige Wirkstoffe, die der Haut Hilfe zur Selbsthilfe leisten.

Vitamine aktivieren die Neubildung von Zellen, machen freie Radikale unschädlich und schützen die Haut. Pro-Retinol, eine Vorstufe des Vitamin A, wird in der Haut zu Vitamin A umgewandelt und unterstützt die Zellerneuerung. Die Vitamine E und C helfen im Kampf gegen freie Radikale, aggressive Sauerstoffmoleküle, die der Haut zu schaffen machen. Biotin fördert die Bildung von Hautlipiden und im allgemeinen den Regenerationsprozess.

Fruchtsäuren, z. B. Glykolsäure, lösen überschüssige Hornplättchen und verfeinern das Hautrelief. Fruchtsäure-Präparate können die Zellneu- und die Kollagenbildung anregen.

Pflanzenhormone, z.B. Isoflavone aus der Sojabohne sorgen dafür, dass genug festigendes Kollagen und Elastin gebildet werden Sie helfen dem Bindegewebe beim Speichern von Feuchtigkeit und verbessern die Durchblutung.

Lipide, z. B. Macadamia-Öl, Sonnenblumen-Öl und Feuchthaltefaktoren, z. B. Urea, gleichen den gesteigerten Fett- und Feuchtigkeitsbedarf reifer Haut wirksam aus.

Die Haut zwischen 50 und 60

Die Wechseljahre bedeuten bei der Frau auch für die Haut einen tiefen Einschnitt. Das Hormonsystem stellt sich um. Die Talgproduktion ist so niedrig wie vor der Pubertät. Die Haut wird insgesamt schlaffer, z. B. deutlich am Hals zu sehen. Im Gesicht können Fältchen zu Falten werden. Die Haut reagiert gereizter auf Belastungen, z.B. auf zu viele und zu ausgedehnte Vollbäder. Sie trocknen die Haut zu stark aus und machen sie dadurch noch empfindlicher. Was tun?

Moderne Kosmetikprodukte können die Symptome der Hautalterung verlangsamen. Ein wöchentliches Cremepeeling lässt die Haut frischer und lebhafter aussehen. Die empfindliche Augenpartie benötigt eine besonders behutsame Pflege: Die Haut an der Schläfe mit der Hand festhalten. Mit den Fingern der anderen Hand eine Creme oder ein Gel sanft einarbeiten. Immer vom äußeren Augenwinkel – ohne zu zerren – nach innen streichen.

Die Haut zwischen 60 und 70

Die Haut wird ab dem 60. Lebensjahr merklich dünner. Hautdicke und Unterhautfettgewebe sind stark reduziert. Die Regenerationsfähigkeit der Hautzellen lässt auffallend nach, Durchblutung und Zellstoffwechsel nehmen deutlich ab. Die Aktivitäten der Talg- und Schweißdrüsen verringern sich rapide. Die Wasserbindungsfähigkeit des Bindegewebes ist vermindert: Die Haut kann extrem trocken werden. Während in jungen Jahren die Haut bei den meisten Menschen ähnlich aussieht, zeigt sie sich mit zunehmendem Alter in vielen Erscheinungsformen. Sie spiegelt das Leben wider: Je nachdem, wie viel Schaden durch zu viel Sonne, Zigaretten und Alkohol verursacht wurde, wie man sich ernährt hat, wie häufig man sich an frischer Luft aufhielt und vor allem, wie man sie gepflegt hat! Tiefgreifende Sorgen und psychische Dauerstörungen prägen für immer nachhaltig die Haut. Was tun?

Ab dem 60. Lebensjahr sind sehr fettreiche Cremes, ja sogar ätherische Öle empfehlenswert. Alle Kosmetikprodukte, die für eine sensible Haut gedacht sind, bewähren sich. Haare und Nägel verlangen mehr Pflege als in früheren Jahren. Sie werden feiner bzw. brüchiger. Sehr empfehlenswert für die Gesichtshaut sind Masken, Packungen, Peelings, Kuren mit Ampullen, um den rapiden Alterungsprozessen etwas Einhalt zu gebieten und um eventuell kleine Hautschäden zeitweilig zu überspielen. Wenn ernsthafte Hauterkrankungen auftreten, hilft nur die Behandlung durch einen Arzt. Im fortgeschrittenen Alter sind Hautinfekte leichter möglich, Wunden heilen langsamer.

Empfehlungen für die tägliche Hautpflege

Grundsätzlich sollte eine überlegte Hautpflegeserie aus nur wenigen Produkten bestehen: einer Tagescreme, einer Nachtcreme, einer Reinigungslotion und einem Haarwaschmittel. Dazu können noch eventuell ein Gesichtswasser und ein rückfettender Badezusatz kommen. Der Markt für Anti-Aging Hautprodukte wird von Jahr zu Jahr immer größer. Es ist schwierig, sich über die neuesten Entwicklungen auf dem Laufenden zu halten. Der einzige, allerdings teure Weg, um wirklich herauszufinden, ob eine Anti-Aging Creme die Haut verbessert, ist, sie auszuprobieren.

Das Geheimnis einer jung aussehenden Haut liegt in der Feuchtigkeit. Solange sie ausreichend Feuchtigkeit speichern kann, sieht sie schön glatt und straff aus. Deshalb empfiehlt die Kosmetik bei der Pflege der Haut das Prinzip der Hydratisierung, d. h. Versorgung mit Feuchtigkeit, als Leitprinzip zu beachten. Günstig ist es, das Gesicht zweimal täglich mit einer pflegenden fett- und feuchtigkeitshaltigen Creme zu verwöhnen. Es ist immer wichtig, dass die Basiscreme Feuchtigkeit und Fett enthält. Immer mehr Kosmetikhersteller bieten das „Liposome-System“ an. Das sind winzige Kapseln, die wasser- wie fettlösliche Stoffe enthalten. Die Liposome schleusen sie in die Haut und geben sie nach und nach ab. Auf diese Weise kommen wohltuende Substanzen, wie die Vitamine A und E sowie Pflanzen-Extrakte, um die Haut zu schützen, und Feuchtigkeitsspender zum Zuge, die den Fältchen vorbeugen und vorhandene Fältchen mindern.

Alle Experten empfehlen für einen gesunden Teint gesundes Essen. Folgende bioaktive Substanzen tun der Haut gut: Vitamin C für gesundes Bindegewebe, Vitamin A bzw. Beta-Karotin für straffe und geschmeidige Haut, Vitamin E als Schutz vor Schäden durch freie Radikale, B-Vitamine für einen funktionierenden Hautstoffwechsel, also auch die Neubildung gesunder Haut sowie Zink und Selen als “Hautstraffer”.

Von Ernährungsmedizinern ist noch nicht erforscht, inwieweit getrocknete Aprikosen und Mangostreifen – evtl. im Frühstücksmüsli – vor einer raschen Alterung der Haut bewahren. Mangofrüchte und Aprikosen enthalten reichlich

Vitamin A, das die Zellerneuerung der Haut beschleunigt. Katechine sind im Matcha-Tee aus Japan enthalten. Sie wirken praktisch wie eine Antifalten-Creme. Die weit über 50 Jahre alte amerikanische Sängerin Madonna trinkt Kokos-Wasser. Der „drink“ enthält viele Cytokinine, die mit ihren Mikronährstoffen die Hautalterung verlangsamen.

Trockene Haut als ein besonderes Problem

Jede Haut wird mit den Jahren trockener. Bei Frauen wie bei Männern! Die Talgdrüsen produzieren immer weniger Fett, der Körper kann weniger Wasser binden. Wer zu trockener Haut neigt, sollte sich sehr genau beobachten. Trockene Haut kann z. B. ein Anzeichen für Diabetes mellitus, Gallen-, Leber- oder Nierenerkrankungen sein. Sind Armbeugen oder Kniekehlen gerötet und auffällig trocken, kann das ein Indiz für Neurodermitis sein. Diese Erkrankung ist auch noch im fortgeschrittenen Alter möglich.

Die gesunde Haut ist in ihren wesentlichen Anteilen weder zu trocken noch zu fett. Sie wird in der medizinischen Fachliteratur als zart, feinporig, gut durchblutet und frisch beschrieben. Die trockene Haut fühlt sich rau an, ist spröde, manchmal leicht rissig und kann schuppen. Sie ist empfindlich, auch Temperatureinflüssen gegenüber. Sie neigt zur Faltenbildung und spannt nach dem Waschen. Mehr als ein Drittel der deutschen Bevölkerung ab 50 ist von trockener Haut betroffen. Trockene Schuppen vor allem an Unterarmen und Schienbeinen, Spannungsgefühl, Juckreiz und Rötungen sind typische Symptome. Wegen so genannter Ceramide neigen mehr Frauen als Männer zu trockener Haut.

Ganz aufhalten lässt sich der Hautalterungsprozess nicht. Wichtig ist aber, die reifere Haut entsprechend ihrem Hautzustand und ihren neuen Bedürfnissen intensiv zu pflegen. Als Faustregel gilt: Wenn die Haut an den Unterschenkeln leicht spannt und schuppt, ist die Haut trocken, und es empfehlen sich passende Produkte zur Haut- und Gesichtspflege. Die Pharmaindustrie hat ein Programm hochwirksamer Spezialpflege-Produkte für alle Formen der trockenen Haut entwickelt. Die Produkte sind hinsichtlich ihrer Wirkstoffe und Wirkstoffkonzentration auf die unterschiedlichen Bedürfnisse und Erscheinungsformen der trockenen Haut abgestimmt. Ihre Wirksamkeit und Hautverträglichkeit – sie sind frei von Parfüm- und Farbstoffen – wurden an vorerkrankter Haut klinisch getestet.

Um einen Sonnenbrand zu verhindern, heißt es in Australien:
„Slip! Slop! Slap!"

Slip into the shade (= gehe in den Schatten).
Selbst im Schatten wird man braun, da UV-Licht reflektiert wird

Slop the sunscreen (= benutze eine Sonnencreme).
Hier ist der richtige Lichtschutzfaktor entscheidend!

Slap on the hat (= setze einen Hut auf).
Ein breitkrempiger Hut schützt Gesicht, Kopf und Nacken!

Bringen Solarien eine nahtlose Bräune ohne Nebenwirkungen? Die Bräune aus der Röhre schützt nicht vor Sonnenbrand. Da in Solarien vermehrt UV-A-Strahlen verwendet werden, bildet die Haut keine „Lichtschwielen" Man wird zwar braun, hat aber keinen hauteigenen Schutz. Wer nicht auf die künstliche Sonne verzichten will, sollte sie nur in Maßen genießen und abgestimmt auf den persönlichen Hauttyp. Sonst droht Benutzern von Solarien nicht nur eine vorschnelle Alterung der Haut, sondern auch eine Trübung der Augenlinsen bis hin zu Grauem Star.

Betrüblich und gar hoffnungslos sieht es bei allen Hautbereichen aus, die im Gesicht von wenig Bindegewebe unterlegt sind: bei Krähenfüßen und Lidgewebe, bei starker Runzelbildung über der Oberlippe und im ansetzenden Halsgewebe unterhalb der Kieferlinie.

Insgesamt gesehen, davon sind führende Dermatologen in Deutschland überzeugt, lässt sich die Haut bei entsprechender Ernährungsweise deutlich verbessern und verjüngen. Menschen, die sich gesund ernähren und sich nicht zu großem Stress aussetzen, produzieren ausreichend Enzyme, die den „Zellmüll" unter der Hautoberfläche abbauen und abtransportieren. Bei einer nicht ausgewogenen Ernährung und ständiger nervlicher Belastung bilden geschädigte Hautzellen immer größere Kolonien. Die Folge: Die Falten werden tiefer. Es kommen ständig mehr hinzu.

Kosmetik und „Anti-Aging Programme“

Der Begriff „Anti-Aging“ wird bevorzugt in der Kosmetik verwendet. Er ist gesetzlich nicht geschützt, kann also beliebig verwendet werden. Am größten ist das Marktangebot bei zahlreichen Kosmetikprodukten, die mit dem Schlagwort „Anti-Aging“ und kühnen Versprechungen beworben werden.

Die Kosmetik bemüht sich, ein gepflegtes Aussehen zu schaffen, das Auftreten von Alterserscheinungen zu „überspielen“ und Abweichungen vom normalen Schönheitsideal auszugleichen oder zu verdecken. Bei den Gesichtscremes werden verschiedene Inhaltsstoffe als „Faltenkiller“ beworben. Dazu zählen Vitamin C, Retinol, Kollagen, Coenzym 10, Hyaluronsäure, Kaviarextrakt und sogar Goldpartikel.

Das Problem fast aller Kosmetikpräparate im Zusammenhang mit Anti-Aging ist jedoch, dass die Substanzen nicht bis in die unteren Hautschichten gelangen. Wäre das möglich, würden sie als Heilmittel zugelassen werden. Die Untersuchungen von der „Stiftung Warentest“ – sie werden regelmäßig durchgeführt – ergeben, dass selbst sehr teure Anti-Aging Produkte nicht mehr bewirken als preiswerte Feuchtigkeitscremes ohne besondere Zusätze, wie die Cremes von Nivea und Eucerin.

Naturkosmetik – die Alternative?

Bereits über ein Viertel der deutschen Bevölkerung greift zu Bio-Kosmetika. Sie werden für hautverträglicher und weniger allergen gehalten als Produkte, die auf Chemie basieren. Dabei ist die unverfälschte Natur nicht ohne Risiken. Zahlreiche Pflanzensubstanzen, wie sie z.B. in Arnika, Rosmarin, Ringelblume, Schafgarbe usw. enthalten sind, können bei empfindlichen Personen die Haut reizen und allergische Reaktionen hervorrufen. Die Verwendung von synthetisch hergestellten Färb- und Konservierungsstoffen wird meist verschwiegen. Es gibt in Deutschland kein Gesetz, das dies verbietet.

„Wirkliche Schönheit kann ohne Güte nicht existieren,
denn es sind nicht die Züge allein, sondern der Ausdruck,
der den Zügen ihren übernatürlichen Reiz gibt.“
(August Strindberg, schwedischer Schriftsteller und Künstler, 1849 — 1912)

18. Schönheitsfehler, die im Alter auffallen!

Altersflecken

Ihre wissenschaftliche Bezeichnung lautet Lipofuscine. Sie sind ein typisches Resultat von zu viel Sonne und falscher Ernährung ohne ausreichende Zufuhr von Vitaminen, Spurenelementen und Mineralien. Auch hormonelle Einflüsse spielen eine Rolle. Hell- bis kaffeebraune Flecken an Handrücken, an den Unterarmen und vor allem im Gesicht, parallel dazu blasse bis weißliche Stellen (fleckenförmige Depigmentierungen) können vereinzelt bereits im dritten Lebensjahrzehnt auftreten. Man sollte sie deshalb nicht Altersflecken, sondern Pigmentflecken nennen. Langjährige ungeschützte Sonneneinstrahlung, eines der größten Risiken für vorzeitige Alterung der Haut, ebnet zugleich den Weg für Altersflecken: Punktuelle Gewebeschäden in der Haut bzw. Hyperpigmentierungen der Haut. Sie versucht sich durch übermäßige Bildung des Pigments Melanin zu schützen. Vom medizinischen Standpunkt aus gesehen sind die Pigmentflecken meist harmlos. Für viele betroffene Menschen stellen sie aber ein lästiges, kosmetisches Problem dar. Eine Behandlung ist eigentlich unnötig.

Gegen „Schönheitsflecken“ werden in Apotheken und Kosmetikstudios bleichende Cremes oder Präparate mit „Vitamin-A-Säure“ angeboten. Sie sind mit großer Vorsicht anzuwenden, weil sie eine empfindliche Haut stark reizen. Um Altersflecken dauerhaft zu beseitigen, kommt man um die Behandlung durch einen erfahrenen Hautarzt nicht herum. Eine wirksame Methode ist „Peeling“, bei dem die pigmentierten Hautareale mit flüssigem Stickstoff abgeschliffen werden. Eine andere Möglichkeit ist, die Flecken „wegzulasern“: Diese werden mit Laserstrahlen beschossen, färben sich – zum Erschrecken der Patienten – zunächst noch dunkler, verschwinden dann aber binnen zwei Wochen dauerhaft. Manche unbehandelten Altersflecken, die sich in Form und Farbe verändern, können auf einen sich entwickelnden aggressiven Hautkrebs hinweisen. Eine möglichst rasche ärztliche Kontrolle ist unumgänglich.

Tiefe Gesichtsfalten

Deutliche Spuren der Hautalterung, wie schlaffer Teint, Falten auf der Stirn, Knitterlinien im Bereich der Augen und Wangen, Tränensäcke, Trockenheitsfältchen um den Mund und Runzeln im ganzen Gesicht sind kein unabwendbares Schicksal. Von den folgenden „Behandlungen" von Gesichtsfalten bei einem Dermatologen bzw. Schönheitschirurgen ist aber eher abzuraten. Ihr „Therapieeffekt" hält nicht lange an und sie sind nicht frei von Risiken.

Die sogenannten Peelings, Säuren auf der Haut, können zwar bis zu fünf Jahren leichte Falten straffen und glätten, aber hässliche Pigmentflecken sind nach ihrer Behandlung nicht selten. Tiefe Falten und eingefallene Wangen werden in der Regel mit verschiedenen Füllmaterialien behandelt, z. B. mit Kollagen. Ihre Wirkung hält mehrere Monate an. Wie Studien zeigen, haben sie ein hohes Allergierisiko. Falsch angewandt können sie zudem die Nerven schädigen oder Muskeln dauerhaft lähmen. Mit Botox (Botulinumtoxin) lassen sich deutlich sichtbare Gesichtsfalten für drei bis sechs Monate minimieren. Bei Überdosierung droht ein „Maskengesicht".

Wie schnell die Gesichtshaut an Spannkraft verliert, ist nur zu einem Drittel genetisch bedingt. Bis zu 80 Prozent einer vorzeitigen Hautalterung im Gesicht ist Folge zu ausgiebiger Sonnenbäder. Die UVA-Strahlen führen zu einer vermehrten Bildung von freien Radikalen. Sie vermehren sich in einer ungeschützten Haut explosionsartig und dringen tief in die Hautschichten ein. Das Bindegewebe, vor allem das Kollagen, wird geschädigt. Die Haut verliert ihre Elastizität, und es kommt zur vorzeitigen tiefen Faltenbildung. Martina Kerscher, Professorin für Kosmetik und Körperpflege, empfiehlt bei zu viel Sonne, möglichst früh mit dem Schutz der Haut zu beginnen. Heute ist nahezu jedes Sonnenschutzmittel mit einem Breitbandfilter ausgerüstet, der vor UVA und vor UVB-Strahlen schützt. Wichtig ist ein ausreichend hoher Lichtschutzfaktor.

Bringen Solarien einen schönen braunen Teint ohne Nebenwirkungen? Im Solarium widerfährt der Haut das Gleiche wie unter freiem Himmel. Wer nicht auf die künstliche Sonne verzichten will, sollte sie nur in Maßen genießen und stark abgestimmt auf den persönlichen Hauttyp sein. Sonst droht Besuchern von Solarien nicht nur eine vorzeitige Alterung der Haut, sondern auch eine Trübung der Augenlinsen bis hin zum grauen Star.

Nur durch hautfreundliche Lebensgewohnheiten lässt sich der normale Hautalterungsprozess im Gesicht aufhalten. Dass Nikotin zu Erkrankungen von Lunge, Herz und den Blutgefäßen führen kann, ist hinreichend bekannt. Im Allgemeinen weiß man aber nicht, dass Rauchen die Haut stark vorzeitig altern lässt. Die Versorgung der Hautzellen mit Sauerstoff und wichtigen Nährstoffen ist gestört. Stattdessen erhalten sie Kohlenmonoxyd. Auf Dauer zeigt sich dies in der typischen fahlen, grau wirkenden Raucherhaut.

Krampfadern (Varizen)

Über 50 Prozent der deutschen Bevölkerung hat mit zunehmendem Alter mit erkrankten Venen zu tun. Sie sind nicht nur ein Schönheitsproblem, sondern auch ein Gesundheitsproblem. Krampfadern sind kein speziell weibliches Thema. Die so genannten Varizen betreffen auch Männerbeine. Besonders starke Raucher und Sportler, wie z. B. Fußballer, haben ein hohes Risiko, krankhaft erweiterte Venen zu bekommen. Bei Frauen können hormonelle Einflüsse die Entstehung von Krampfadern begünstigen. Jahrelang bestehende Krampfadern können zu schweren Komplikationen, wie zu Thrombosen führen.

Erste Anzeichen einer Venenschwäche sind geschwollene und schwere Beine am Abend, Kribbeln in den Beinen nachts und knotige, sichtbar geschlängelte Venen. Ein Hauptgrund für die Erweiterung der Venen ist eine Stauung des zum Herzen zurückfließenden venösen Blutes. In den Venen befinden sich spezielle Klappen, die den Rückfluss des Blutes regulieren. Schließen diese nicht mehr richtig, staut sich das Blut und versackt in den Gefäßen, wodurch diese sich immer mehr ausdehnen. Eine Ursache der gestörten Venenklappenfunktion ist Bindegewebsschwäche, die entweder genetisch bedingt bereits in jungen Jahren oder mit dem Alter entsteht. Oft sind Krampfadern zunächst nur ein kosmetisches Problem. Im fortgeschrittenen Stadium können sie jedoch lebensgefährlich sein, da sie zu Gefäßverschlüssen führen.

Neben einer gründlichen körperlichen Untersuchung sind Röntgenkontrastmittelaufnahmen und Ultraschalluntersuchung die wichtigsten Methoden, um das Ausmaß eines Krampfadernleidens festzustellen. Kleine Krampfadern können mit Laser verödet, größere müssen operativ entfernt werden.

Krampfadern sollten möglichst früh konsequent behandelt werden. Hochlagern der Beine und kalte Wassergüsse können sie „entstauen“. Venenmittel auf pflanzlicher Basis stabilisieren die Gefäßwände der Venen. Beispiel dafür ist ein Extrakt der Rosskastanie. Rezeptfreie Venensalben enthalten verschiedene ätherische Öle wie Rosmarin- und Latschenkieferextrakte. Kompressionsstrümpfe gibt es als Wadenstrümpfe, Schenkelstrümpfe und Kompressionsstrumpfhosen. Regelmäßiges Tragen vorausgesetzt, unterstützen sie die Muskelpumpe in den Beinen und fördern den Blutstrom. Allerdings sind Kompressionsstrümpfe nicht geeignet, Krampfadern zu beseitigen. Sie werden deshalb meist gewählt, wenn eine Operation vorerst nicht möglich ist.

Besenreiser

In der medizinischen Fachsprache heißen Besenreiser Teleangiektasien. Aber selbst die Hautärzte wählen den volkstümlichen Namen Besenreiser. Sie sind kleine bleibende, in verschiedenen Formen gewundene Erweiterungen von Hautgefäßen, die haarfein verästelt, rötlich-blau in Erscheinung treten. Sie bilden sich vor allem an der Innenseite der Unterschenkel und an der Außen- und Vorderseite der Oberschenkel. Sie ähneln aus Reisig gebundenen Besen, wie sie heute noch in vielen Ländern verwendet werden. Treten die feinen Verästelungen auf der Haut im Gesicht auf, spricht man von Couperose.

Ähnlich wie bei Krampfadern sind die Besenreiser meist erblich bedingt. Ihre Ursache verbirgt sich in einem schwachen Bindegewebe. Davon sind fast ausnahmslos Frauen betroffen. Die lockere Struktur ihres Bindegewebes lässt Gewebeflüssigkeit und Blut im Gewebe versacken. Dadurch erweitern sich die kleinsten Gefäße, die sogenannten Endgefäße. Bewegungsmangel kann die Durchblutung der feinen Gefäße erschweren und damit das Risiko für die Bildung von Besenreisern erhöhen. Langes Sitzen mit übereinander geschlagenen Beinen klemmt die Venen ab und begünstigt die Entstehung neuer Besenreiser. Auch hormonelle Einflüsse während der Wechseljahre scheinen die Ausbildung von Besenreisern zu begünstigen.

Besenreiser sind vor allem ein ästhetisches Problem. Schmerzen treten nur sehr selten auf. Deshalb ist eine Therapie medizinisch gesehen nicht erforderlich. Bei leichter Ausprägung von Besenreisen hilft eine sanfte Farbstoff-Lasertherapie weiter. Doch in den meisten Fällen bringt nur eine Verödung die Äderchen zum Verschwinden. Dabei wird eine Flüssigkeit unter die Haut gespritzt, welche die erweiterten Äderchen verschließt. Sehr häufig bilden sich nach einer solchen Behandlung neue Besenreiser an einer anderen Stelle. Nur bestimmte Maßnahmen der Vorbeugung können das verhindern.

Viel Bewegung und Sport beschleunigen den Blutrückstrom und beugen ausgezeichnet Besenreisern vor. Zuhause ist häufiges Hochlagern der Beine sinnvoll. Auf das Körpergewicht achten! Jedes Kilogramm stellt eine Belastung für das Bindegewebe und die Gefäße dar. Ob regelmäßige Einreibungen mit Rosskastanienextrakten die Verengungen der Poren in den Gefäßwänden positiv beeinflussen, ist medizinisch noch nicht hinreichend geklärt.

Graue Haare

Wenn Frauen zum ersten Mal graue Strähnen am Kopf entdecken, denken sie sofort: „Jetzt werde ich alt. Jetzt muss ich die Haare färben lassen". Als Faustregel gilt in seriösen Friseursalons: Wenn mehr als 50 Prozent der Haare ergraut sind, sollte man der Natur freien Lauf lassen. Ein flotter Kurzhaarschnitt kann attraktiv sein. Nur lange graue Haare wirken ungepflegt.

Die ersten grauen Haare bekommen viele Frauen schon mit 30. Ab dem 35. Geburtstag werden es in der Regel immer mehr, bei Männern und Frauen. Grauen Haaren fehlt es am Farbstoff Melanin. Sie sind in der Regel dicker und störrischer als das ursprüngliche Haar und haben in der Regel weniger Glanz, weil die Licht reflektierenden Farbpigmente fehlen.

Nicht nur graue Haare, ältere Haare allgemein, bedürfen einer besonders sorgfältigen Pflege. In den Wechseljahren verändert sich die Haarstruktur, die Pigmentierung lässt nach und das Haar verliert an Fülle. Eine gut durchblutete Kopfhaut ist Voraussetzung dafür, dass die Haare mit allem versorgt werden, was sie brauchen, um gesund und schön zu bleiben. Auch die Ernährung spielt eine Rolle: Vitamine, Mineralstoffe und Spurenelemente sind für den Aufbau und die Struktur des Haares wichtig. Mangelerscheinungen rächen sich bitter: Das Haar wird stumpf und spröde.

„Graue Haare kommen aus dem Darm", sagten schon immer einige Heilpraktiker und Homöopathen. Neueste Forschungsergebnisse haben den Zusammenhang zwischen dem Ergrauen der Haare und einer geschädigten Darmflora bestätigt. Durch eine Sanierung des Darms und durch eine Umstellung der Ernährung lässt sich der Pigmentverlust aufhalten. Zucker sollte vollständig gemieden werden.

Zurückhaltung beim Konsum von Alkohol, Kaffee und Tee ist ebenso geboten. Günstig auf den Stoffwechsel wirken sich Vollkornprodukte, Seefische sowie Nüsse, Samen, Kerne und vor allem Sojaprodukte aus.

Schlupflider

Zu den Alterserscheinungen im Bereich der Augen gehören faltige Lider, Hängelider, Erschlaffen der Unterlider und Schlupflider. Ob die Augenlider zu unschönen Ausprägungen im Laufe der Jahre kommen, ist vorrangig eine Frage der Vererbung. Besonders die so genannten Schlupflider sind angeboren und wohl kaum mit Gymnastik und Akupunktur zu vermeiden, wie manche Autoren vorschlagen. Schlupflider hängen bis an den oberen Wimpernrand und manchmal darüber hinaus. Sie prägen sehr stark den Ausdruck der Augen und damit das ganze Gesicht. Durch sie wirkt ein davon betroffener Mensch immer müde und traurig.

Die Schlupflider entstehen, wenn Muskulatur und Bindegewebe der Oberlider nicht genügend Spannung haben, um das Fettgewebe an seinem Platz in der Augenhöhle zu halten. Es drückt dann die Lider nach unten. Geschieht das im Bereich der Unterlider, spricht man von Tränensäcken. Sie sind keine Folge eines zügellosen Lebens, sondern sie gehen wie die Schlupflider in erster Linie auf eine erbliche Veranlagung zur frühen Hautalterung zurück.

Schlupflider und Tränensäcke prägen sich dann mit dem zunehmenden Alter immer mehr aus. Schlupflider können bei älteren Menschen sogar das Sehen sehr stark beeinträchtigen. Deshalb ist die Lidstraffung in Deutschland die zweithäufigste „Schönheitsoperation“. Komplikationen sind bei Lidkorrekturen gar nicht so selten. Entfernen die Chirurgen an den Augenlidern z. B. zu viel Gewebe, stülpt sich der Augenrand später nach außen um. Es entstehen „Triefaugen“, die ununterbrochen tränen. Es muss erneut operiert werden. Die erfolgreiche Straffung von Ober- und/oder Unterlidern verjüngt sichtbar. Der veränderte Zustand bleibt etwa acht bis zehn Jahre erhalten.

Haarausfall

Eine starke Ausdünnung oder der Ausfall von Kopfhaar, worunter in Deutschland rund 22 Millionen Menschen leiden, ist für Männer und für Frauen ein ernstes

Problem. Der Verlust von Haaren ist oft mit einer erheblichen Minderung des Selbstwertgefühls verbunden. Etwa 70 bis 100 Haare pro Tag zu verlieren, ist normal. Verstärkter Haarausfall von mehr als 100 Haaren pro Tag ist zunächst ein Symptom, hinter dem vielfältige Ursachen stecken können: genetisch bedingte chronische Erkrankungen, Infektionen mit Pilzen und Bakterien, Einnahme von Medikamenten, z.B. Betablockern, Lipidsenkern, Zytostatika usw., hormonelle Umstellungsphasen, immunologische Störungen, Eisenmangel und psychischer Dauerstress. Sehr stark können auch Färbemittel, Dauerwellen und extreme Sonneneinstrahlung das Haar schädigen.

So zahlreich wie die Ursachen des Haarausfalls sind, so vielfältig können die Therapiemaßnahmen sein. Wundermittel gibt es leider nicht. Rat und Unterstützung in schweren Fällen bieten Hautkliniken und lokale Selbsthilfegruppen an. Spezielle Shampoos, Haarwässer und -lotionen helfen gegen Haarausfall erwiesenermaßen nicht. Die Massage der Kopfhaut ist zwar angenehm und fördert die Durchblutung, kann aber bereits abgestorbene Haarwurzeln nicht wieder beleben. Sie regt daher weder zur Neubildung von Haaren an, noch kann sie deren Wachsturn beschleunigen oder das einzelne Haar kräftigen. In den USA verboten, hierzulande jedoch erlaubt, sind Kunst- oder Echthaarimplantationen. Dabei werden nicht etwa Haarwurzeln transplantiert, sondern einzelne Haare in die Kopfhaut „gefädelt" und verknotet. Falls sie gut einwachsen, lassen sie sich zwar normal frisieren, unterscheiden sich aber im Laufe der Zeit immer deutlicher von den eigenen Haaren. Da sie nicht wachsen, werden sie leicht stumpf und brechen. Wenn der Körper mit Abstoßungsreaktionen auf die Implantate reagiert, besteht die Gefahr heftiger Kopfhautentzündungen und Narbenbildungen. Bei den meisten Frauen, die unter Haarausfall leiden, spielt die Zeit nach der Menopause eine große Rolle. In Zusammenarbeit von Haut- und Frauenarzt kann ein spezielles Medikament, das die Wirkung von männlichen Hormonen hemmt, eingesetzt werden. In über der Hälfte der Fälle zeigt sich darauf im Haarwachstum eine Besserung.

Pliseefältchen (periorbitale Falten)

Strahlenförmige Pliseefältchen zwischen Oberlippe und Nase lassen Frauen älter und manchmal auch ein wenig verhärmt aussehen. Es ist bekannt, dass im Laufe der Jahre die Hautelastizität zwangsläufig abnimmt, Rauchen und übermäßige Sonneneinstrahlung schaden den Hautfasern zusätzlich. Neben dem Volumenverlust der Lippen selbst nimmt auch das Volumen um die Mundregion herum ab und lässt den Mund schmallippig aussehen.

Durch das Unterspritzen der Haut mit hochwertigem Hyaluron-Gel, das der Hyaluronsäure entspricht, kann auf Wunsch das Bindegewebe wieder gestärkt und die Haut um den Mund von innen aufgepolstert werden. Aber nur ein erfahrener Dermatologe kann durch Injektionen „Schlauchlippen“, Schwellungen, Rötungen und Blutergüsse vermeiden.

Eingerissene Mundwinkel (Rhagaden)

Mundwinkelrhagaden, auch „Faulecken“ genannt, sind spaltförmige, kleine, meist schmerzhafte Einrisse in der Haut, besonders in den Mundwinkeln. Sie sind häufig entzündet und verursachen chronische Schmerzen. Im Alter sind sie weit verbreitet und sie sind nicht nur ein kosmetisches Problem. Werden sie nicht behandelt, können sich leicht Bakterien und Viren ansiedeln und zu einer Infektion führen. Im Alter ist die Elastizität der Haut herabgesetzt. Deshalb entstehen Rhagaden häufig bei Austrocknung. In den Mundwinkeln begünstigen folgende Faktoren ihre Entstehung: Speichelfluss mit häufigem Lecken der Lippen, schlecht sitzende Zahnprothesen und fehlerhaft eingesetzte Implantate, Fehlstellung des Kiefers, Mangel an Vitaminen und Mineralien (z.B. Vitamin B12, Eisen, Zink), Stoffwechselstörungen, wie Diabetes mellitus II.

Bei einer Mundwinkelrhagade, bei der keine bestimmte Ursache auszumachen ist, können spezielle Salben, Cremes und Pasten (Zinkpaste) hilfreich sein und den Heilungsprozess begünstigen. Halten die Schmerzen an, so wird der Hautarzt Antibiotika bzw. Antimyotika und Mittel gegen Hautpilzerkrankungen, verordnen.

Krähenfüße

Drei Körperpartien verraten das Alter schneller als alle anderen: der Hals, die Hände und die Augenpartie. Krähenfüße sind Knitterfältchen unter den Augen. Die feinen Linien, die sich von den äußeren Augenwinkeln zu den Schläfen ziehen, und die das Alter rings um die Augen verraten, müssen nicht unbedingt hässlich sein. Bei Männern kann das Gesicht oft an Ausdrucksstärke gewinnen, Frauen leiden hingegen häufig unter den sichtbaren Zeichen des Alters. Um die Augen herum ist die Haut besonders dünn und darum sehr anfällig für Fältchen und Schwellungen. Die Blutgefäße liegen nah an der Hautoberfläche, und der Anteil der Kollagen- und Elastinfasern ist hier geringer als an anderen Körperstellen. Die Haut im unmittelbaren Bereich der Augen enthält zudem relativ wenige Talgdrüsen und verliert deshalb besonders leicht an Feuchtigkeit.

Selbst kleine „Schönheitssünden“, wie grelles Licht ohne Sonnenbrille, langer Aufenthalt in verrauchten Räumen, zu wenig Schlaf und übermäßiger Alkoholkonsum schlagen deshalb rund um die Augen am sichtbarsten zu Buche.

In der Pflege von empfindlichen Augenpartien sollte man eine spezielle Augencreme verwenden. Herkömmliche Cremes, Gesichtsmasken und -packungen sind für diesen empfindlichen Bereich oft nicht geeignet. Sie enthalten häufig zu intensive Duftstoffe und Emulgatoren, welche die empfindliche Augenpartie unnötig reizen, zu Rötungen und zum „Brennen“ führen. Gut verträglich sind in der Regel Cremes mit der Bezeichnung „hypoallergen“. Sie sind in ihrer Struktur schonend zusammengesetzt und speziell auf sensible Problemzonen rund um die Augen abgestimmt.

Die “Deutsche Gesellschaft für Ästhetische Chirurgie” warnt vor selbsternannten Experten, die Krähenfüße, Zornesfalten, Furchen auf der Stirn usw. mit Botox behandeln. Dieses Nervengift löst nach einer einmaligen Injektion Muskelverspannungen, wodurch sich die Falten glätten. Nicht dauerhaft! Alle vier Monate muss die Behandlung wiederholt werden. Bei schlampigen oder falschen Injektionen mit Botox, oft in einer zu großen Dosis, drohen schlimme Folgen, die über Monate bleiben: ein schiefer Mund, Hängelieder, Triefaugen oder eine starre Mimik.

Doppelkinn

Eine erschlaffende Kinnpartie, ein hängender Abschluss der Wange und ein Polster unter dem Kinn gehören zu häufigen Alterserscheinungen. Manchmal ist auch bei schlanken Menschen die Kinnpartie übermäßig mit Fettgewebe ausgestattet. Überflüssige Pfunde spielen keine ausschlaggebende Rolle. Da ein Doppelkinn anlagebedingt ist, hilft auch starkes Abnehmen kaum.

Die Kosmetikindustrie bietet zur Straffung der Kinnpartie Vliesmasken mit Gaze an, die mit Wirkstoffen getränkt ist. Sichtbare kleine Ergebnisse bringt eine Behandlung nur bei kurmäßiger Anwendung über viele Wochen hinweg. Einen Versuch wert ist eine Lymphdrainage. Denn manchmal stecken im Doppelkinn hartnäckige Verschlackungen, die durch Anregung des Lymphflusses abtransportiert werden können. Darüber hinaus empfiehlt sich die japanische Druckpunktmassage. Mit Shiatsu werden bestimmte Punkte im unteren Gesichtsbereich und an den Ansätzen der Ohrläppchen stimuliert. Da jeder Mensch anders angelegt ist, sind die Punkte beim Shiatsu nicht genau definiert. Sie haben eine stark individuelle Lage und lassen sich nur erfühlen. Gegen Halsfalten und Doppelkinn hilft mit Sicherheit eine gute Kopf- und Körperhaltung. Wer immer den Kopf hängen lässt, die Schultern nach vorne zieht oder bei depressiven Verstimmungen das Kinn förmlich in den Hals presst, muss sich über Doppelkinn und Halsfalten nicht wundern. Berge von Schlafkissen fördern die Bildung von Falten am Hals und Doppelkinn.

Damenbart

Sprießen Härchen sehr stark über und neben der Oberlippe, hat dies einen hormonellen Hintergrund: entweder zu wenig Östrogene oder aber zu viel Testosteron. Solche Ungleichgewichte stellen sich häufig nach den Wechseljahren ein, wenn der Östrogenspiegel absinkt. Apotheker empfehlen, die lästigen Haare an den Oberlippen zunächst mit einer milden Enthaarungscreme zu entfernen. Viele Damen bevorzugen eine Behandlung durch eine Kosmetikerin mit Kalt- oder Warmwachsstreifen. Der Erfolg hält bis zu vier Wochen an. Für immer lässt sich ein störender Damenbart nur von einem Hautarzt entfernen. Er führt eine so genannte Diathermienadel in den Haarkanal ein. Durch sie wird ein schwacher Stromstoß zur Haarwurzel geleitet, der sie zerstört. Die Behandlung ist schmerzhaft und langwierig zugleich. Moderne Hautkliniken arbeiten bei störenden Gesichtshaaren mit einem Farbstofflaser. Diese Art der Epilation ist eine rasche Dauerlösung und schmerzt weniger.

Rote Äderchen im Gesicht (Couperose)

Optisch sind sich Couperose im Gesicht und Besenreiser an den Beinen ähnlich, obwohl ihnen unterschiedliche Gefäßtypen zugrunde liegen. Bei der Couperose sind es erweiterte Arterien, bei den Besenreisern sind es erweiterte Venen. Eine mögliche Ursache haben sie gemeinsam. Eine erbliche Veranlagung begünstigt ihre Entstehung.

Wenn im Gesicht, besonders an den Wangen und Nasenflügeln, winzige, fein verästelte, manchmal violette Äderchen durch die Haut schimmern, spricht man von Couperose. In den Äderchen staut sich zunächst das Blut. Das wird durch eine Rötung angezeigt Im Verlauf kommt es dauerhaft zu einer Gefäßerweiterung bzw. Neubildung von Blutgefäßen mit verminderter Elastizität und erhöhter Durchlässigkeit. Netzartig angeordnete Äderchen werden unter der Haut sichtbar. Durch den Übertritt von Blut in das Gewebe bleibt die Haut stark sichtbar gerötet.

Die Alterungsprozesse der Haut, aber auch hoher Alkoholkonsum, Rauchen, lange ungeschützte Sonnenbäder, häufige Saunagänge und zu scharfes Essen schwächen die Blutgefäße, vor allem im Gesicht .Die Entstehung der Couperose begünstigen auch „Peelings" und durchblutungsfördernde Gesichtsmasken.

Wer an Couperose leidet, kann zunächst Lymphdrainage wählen. Durch die Aktivierung des Lymphflusses werden die Rötungen deutlich gemindert. Die Ayurveda-Medizin empfiehlt eine lokale Ölbehandlung. Um starke sichtbare Äderchen für immer verschwinden zu lassen, helfen nur Laser-Behandlungen, Diese „verschweißen" die kleinen Gefäße ebenso wie bei Besenreisern und lassen sie nach wenigen Sitzungen für immer verblassen. Das Lasern hinterlässt keine Narben und wird von Hautärzten durchgeführt.

Cellulite und Reiterhosen

Jede dritte Frau in Deutschland leidet unter Cellulite. Anfangs zeigt sich dieser „Schönheitsfehler" nur als harmlose Hautveränderung. Dieser entwickelt sich aber im Laufe der Jahre zu einem chronischen Problem, wenn man dagegen nichts unternimmt.

In der Beurteilung der Cellulite lassen sich folgende Phasen erkennen:

1. Phase: Leichte Unebenheiten. Beim Zusammenkneifen mit zwei Fingern werden erste Dellen in der Haut sichtbar.

2. Phase: Stärkere Dellen und Furchen, auch ohne Zusammenkneifen, lassen sich erkennen. Die Haut reagiert sichtbar auf Druck.

3. Phase: Ausgeprägte Dellen und eingesunkene Dehnungsstreifen in der Haut sind deutlich zu sehen.

4. Phase: Sehr starke Dellen, tastbare, auffallende Verdickungen. Extrem eingesunkene Streifen.

Häufige Auslöser für Cellulite sind Anti-Baby-Pillen mit hohem Östrogenanteil, ständiges Ab- und Zunehmen, eine unausgewogene Ernährung mit viel Zucker, Salz und Fett, UV-Strahlen, Bewegungsmangel, extremer Sport oder übertriebenes Krafttraining.

Cellulite entsteht über einen längeren Zeitraum durch Fettablagerungen im Bindegewebe. Es bildet sich die sogenannte Orangenhaut heraus. Bei diesem ausschließlich für Frauen typischen Phänomen handelt es sich um Fettspeicherungen in den Fettzellen im unteren Hautgewebe. Hüften, Oberschenkel, Po und Bauch sind besonders betroffen. Beim Zusammendrücken der Haut kommt es zu charakteristischen, grübchenförmigen Einziehungen wie bei einer Matratze („Matratzenphänomen"). Gerade bei Frauen mit sehr weiblicher Ausprägung ist die Cellulite besonders auffallend. Nachlassende Eigenspannung der Haut, Übergewicht und Alter beeinflussen diesen kosmetisch stark störenden Hautzustand ungünstig.

Bei der Cellulite wachsen die Fettzellen prall an und verformen die Zellwände. Diese Verformungen quellen zwischen den Bindegewebssträngen hervor. Es kommt an der Hautoberfläche zu den typischen Verwölbungen und Vertiefungen. Die Ähnlichkeit mit dem Aussehen einer Orange wird offensichtlich.

Cellulite ist keine Krankheit, sondern eine Stoffwechselstörung, die auf Veränderungen im Bindegewebe der Unterhaut zurückzuführen ist. Neben dem Elastizitätsverlust der Haut, wie er mit zunehmendem Alter verbunden ist, sind Erbfaktoren stark beteiligt. Frauen mit schwachem Bindegewebe und einem Hormonmuster mit vielen Östrogenen haben ein erhöhtes Risiko, eine Orangenhaut zu bekommen.

Cremes, Massageroller, Lymphdrainagen, Softlaser, Infrarotbestrahlungen, Behandlungsverfahren der Endothermie – sie alle können die Cellulite nicht dauerhaft beseitigen. Die Idee, das Fett in der Tiefe des Gewebes mit Wärme wegzuschmelzen, ist undurchführbar. Die Elektrolipose, bei der Strom den Stoffwechsel der Fettzellen anregt, ist in Fachkreisen umstritten.

Martina Kerscher, Professorin für Dermatologie, sagt zur Cellulite: „Es ist sehr schwer, den einmal entstandenen Schaden wieder gut zu machen. Schon gar nicht geht das von heute auf morgen. Mit fettarmer Ernährung, mit Sport, wie Radfahren und Schwimmen, und der Reduktion des Gewichts lässt sich einiges bewirken". Auch bestimmte Massageöle, Pflanzenextrakte und Pflanzensäfte können helfen, negativen Entwicklungen entgegen zu treten. Eine insgesamt gesunde Lebensweise ist für eine dauerhafte Besserung unerlässlich. Es ist z. B. falsch, einzig und allein auf Algenkosmetika zu setzen, obgleich sie den Zellstoffwechsel anregen und Wirkstoffdefizite ausgleichen können. Als sehr günstig werden sportliche Aktivitäten von früher Jugend an von allen Dermatologen empfohlen.

Reiterhosen entstehen auf ähnliche Weise wie die Cellulite. In einem schlecht durchbluteten, lockeren Bindegewebe können sich Fette gut ablagern. Ein Fettdepot in den Oberschenkeln begünstigt in wenigen Jahren die Bildung von Reiterhosen. Auch sonst gertenschlanke Frauen können sie bekommen.

Bei Fett im Hautgewebe ist häufig der Darm beteiligt. Es empfiehlt sich in jedem Fall eine Untersuchung beim Facharzt. Reiterhosen weisen nicht selten auf einen gestörten Fettstoffwechsel hin. Um diesen wieder in Balance zu bringen, kann man Artischocken-Extrakte in hoher Konzentration einsetzen. Sie sind effektiver und haben keine Nebenwirkungen wie „Fettverbrenner"-Präparate mit synthetischen Wirkstoffen. Im Regelfall lassen sanfte Therapien die Reiterhosen nicht verschwinden. Immer mehr Frauen entscheiden sich für die Fettabsaugung.

Alterswarzen

Bei den Alterswarzen handelt es sich nicht um eine Virusinfektion. In erster Linie stellen sie ein ästhetisch-kosmetisches Problem dar. Wenn sie sich am Anfang bilden, sind sie leicht erhabene Hautverdickungen, die meist ab dem 40. Lebensjahr entstehen. Im Laufe der Zeit können sie größer und dicker werden. Manchmal erzeugen sie einen Juckreiz. Ihre Oberfläche kann glatt oder rau sein. Ihre Farben reichen von grau-gelblich bis tiefschwarz. Alterswarzen treten insbesondere am Rumpf und im Gesicht auf. Gelegentlich sind auch Arme und Beine betroffen. Sie sehen wie „aufgeklebt" aus.

Besonders Frauen leiden im Alter oft unter so genannten Stielwarzen. Das sind fadenförmige Gebilde, die besonders am Hals auftreten. Obgleich sie der Gesundheit nicht schaden, stören sie kosmetisch. Die betroffenen Frauen können z. B. keine Blusen mit einem weiten Halsausschnitt tragen. Dermatologen können die Stielwarzen elektronisch veröden.

Gelbliche Knötchen an den Augenlidern oder Lippen

Wenn im fortschreitenden Alter in der Haut der Ober- oder Unterlider gelbliche Knötchen auftreten, sprechen Dermatologen von Xanthelasmen. Sie können ein Hinweis auf erhöhte Blutfettwerte sein, können aber auch bei gesunden Menschen auftreten. Im Labor ist zu überprüfen, ob sich die Knötchen wegen eines zu hohen Cholesteringehaltes gebildet haben.

An sich sind aus hautmedizinischer Hinsicht Xanthelasmen harmlos, stören aber ästhetisch ungemein. Sie können mit verschiedenen Methoden entfernt werden. Die vom Dermatologen gewählte Behandlung hängt dabei häufig von der Lage und der Größe des Xanthelasmas ab.

Altersblutschwämmchen

Altersblutschwämmchen sind stecknadelkopf- bis linsengroße Flecken oder kleine Knötchen, die aus erweiterten kleinen Blutgefäßen bestehen und überall am Körper auftreten können. Sie sind der Gesundheit nicht abträglich, stören aber kosmetisch. Sie lassen betroffene Frauen und Männer oft älter aussehen als sie sind. Eine Entfernung der Blutschwämmchen ist je nach Größe bei einem Dermatologen in einer einzigen Sitzung möglich.

„Oh, wenn das Leben so wäre,
dass alles jünger und schöner wird!“
(Anton P. Tschechow, russischer Schriftsteller, 1860 - 1904)

19. Revitalisierung mit Hormonen

Hormone (griechisch Botenstoffe) werden in sehr kleinen Mengen von inneren Drüsen gebildet – nach neuesten Forschungen auch im Gewebe des Körpers – und gelangen über das Blut zu allen Organen. Sie steuern dort wichtige Funktionen. Zum Beispiel regeln die Schilddrüsenhormone den Stoffwechsel. Nach dem heutigen Wissensstand hängt die Gesundheit des weiblichen Körpers stärker von den Wirkungen der Hormone ab als die des Mannes.

Die wichtigsten Hormondrüsen des Körpers sind die Hirnanhangdrüse (Hypophyse), die Schilddrüse, die Nebennieren, bestimmte Zellverbände der Bauchspeicheldrüse, die Eierstöcke und der Hoden.

Das Hormonsystem ist neben dem Nervensystem das zweite umfassende Informations- und Steuerungssystem des Körpers. Beide Systeme sind eng miteinander verbunden. Der Hypothalamus im Zwischenhirn reguliert und steuert z. B. wichtige Prozesse des Hormonsystems. Seine Zellen produzieren auch übergeordnete Hormone, die zur Hirnanhangdrüse geleitet werden Sie ist die oberste „Schaltzentrale“ aller Hormone.

Die Lehre vom hormonellen System, die Endokrinologie, ist eine relativ junge Wissenschaft. Es dauert manchmal Jahrzehnte, bis nach klinischen Studien gesicherte Forschungsergebnisse vorliegen. Das gilt besonders für die Hormontherapie und Hormonsubstitution. Professor Kleine-Gunk, der Präsident der “Deutschen Gesellschaft für Präventivmedizin und Anti-Aging”, stellt in seinem Buch „Das Frauen-Hormon-Buch“ fest: “Wissenschaftliche Erkenntnisse sind prinzipiell vorläufiger Natur, Sie gelten immer nur so lange, bis eine neue Studie neue, möglicherweise andere Erkenntnisse bringt …“.

Die Funktionen der Hormone

Die Hormone regulieren im Körper die meisten biologischen Vorgänge. Sie fördern die körperliche Entwicklung, schützen das Muskelsystem und die Gelenke, haben Einfluss auf das Immunsystem, steuern Stressreaktionen, sind an der Regulierung des Stoffwechsels beteiligt und beeinflussen zu einem gewissen Grad auch das seelisch-geistige Verhalten. Beispiele: Das Insulin und Glukagon der Bauchspeicheldrüse regulieren gemeinsam den Blutzuckerspiegel. Insulin senkt, Glukagon erhöht den Zuckergehalt im Blut! Das Cortisol, das in der Nebenniere gebildet wird, bremst Entzündungen im Körper und hilft übermäßigen Stress zu ertragen. Das Testosteron – es wird beim Mann im Hoden gebildet – stärkt den typischen männlichen Muskel- und Knochenaufbau. Die Östrogene sind für die weiblichen Merkmale, wie Figur, Haut und Haare verantwortlich. Sie schützen das Herz und die Knochen und stabilisieren das seelische Gleichgewicht. Das Oxytocin, ein Hormon der Hypophyse, stimuliert das Verlangen nach Zärtlichkeit.

Wenn der Hormonhaushalt mit seinen vielfältigen Funktionen gestört ist, können folgende Beschwerden und Krankheiten auftreten: Adynamik (Energielosigkeit), Blasenschwäche, Blutdruckschwankungen, Depressionen, schnelle Erschöpfung, Fettleibigkeit, Fibromyalgien, Gelenkbeschwerden, Gewichtszunahme oder -abnahme, Haarausfall, Herzrhythmusstörungen, Hitzewallungen, Impotenz, Konzentrationsstörungen, Libidoverlust, Migräne, Osteoporose, Prostatabeschwerden, Schilddrüsenprobleme, Schlafstörungen, Schwindelgefühle, Schwitzen (vermehrt), Stimmungsschwankungen, Seh- und Hörprobleme, Wassereinlagerungen usw.

Nachlassende Hormonproduktion in der Lebensmitte

In der Mitte des Lebens kommt es in fast allen Organ- und Gewebesystemen des Körpers zu Alterungs-. Verschleiß- und Abbauprozessen. Die Forschung hat herausgefunden, dass diese Prozesse zum Großteil mit der nachlassenden Aktivität wichtiger Hormone des Körpers verbunden sind. Beispiele: Eine Folge des Gelbkörperhormonmangels ist bei Frauen eine vermehrte Bindegewebsschwäche. Verstärkter Haarausfall bei Männern ist ebenso auf hormonelle Defizite zurückzuführen. Die Produktion von weniger Melatonin lässt uns unruhig schlafen. Neue Lebensabschnitte gehen, biologisch betrachtet, immer einher mit einem veränderten Hormonspiegel. Das bleibt nicht ohne Folgen für die Lebensqualität, wenn die Libido zu wünschen übrig lässt, die Knochen brüchiger werden, die Herzleistung nachlässt, die Gedächtnisleistungen zurückgehen usw.. Johannes Huber, der Leiter der Endokrinologie der Universitätsklinik für Frauenheilkunde in Wien, sagte 2001 in einem Interview: „Das erste Hormon, das defizitär wird, ist das Progesteron, das für das Gehirn von großer Bedeutung ist. Es senkt das Östrogen ab. Es senkt das Testosteron etwas später ab. Es senkt das DHEA ab, nicht aber das Cortisol. Dadurch entsteht eine Dysbalance zwischen diesen beiden Gegenspieler-Hormonen. Es verändert sich das Wachstumshormon, es verändert sich das Melatonin. Es verändert die Schilddrüse ihre Aktivität. Der Alterungsprozess ist also mit einer massiven Abnahme der hormonellen Aktivität verbunden."

Alle Hormone geben ihre Informationen in einer unglaublichen Geschwindigkeit an die Körperzellen und an das Körpergewebe weiter. Verglichen mit einem Computer sind sie die „E-mails" des Organismus. Einige von ihnen haben nur einen kurzen Weg von Nerv zu Nerv, andere legen lange Wege durch die Blutbahn zurück oder breiten sich über Flüssigkeiten des Gewebes aus. Sie regulieren zahlreiche Lebensfunktionen.

Wichtige Hormone in der aktuellen Altersforschung

Die Weiblichkeitshormone, das Östrogen und das Progesteron, die Männlichkeitshormone, das Testosteron und das Androstendion, das Wachstumshormon Somatotropin (STH), das Melatonin und das Dehydroepiandrosteron (DHEA) stehen in der Altersforschung im Vordergrund. Im Folgenden werden sie kurz dargestellt.

Die Östrogene und das Progesteron, die Weiblichkeitshormone

Die Geschlechtshormone bestimmen das Erscheinungsbild der Frau, sie sind „Ursache und Inbegriff der Weiblichkeit". Zeichen weiblicher Attraktivität sind eng mit dem Hormon Östrogen verbunden: straffe, glatte Haut, volles Haar und gesunde Fingernägel sind z. B. östrogenabhängig. Jede Frau wird leiden, wenn Östrogen fehlt. Es schützt Knochen und Gelenke, erweitert die Blutgefäße und beugt der Gefäßverkalkung vor, sorgt für die jung erhaltende Sauerstoffversorgung der Organe und wirkt positiv auf die Psyche. Es führt dazu, dass Frauen älter werden als Männer und besser geschützt sind vor Herzinfarkt,

Gedächtnis- und Konzentrationsstörungen. Viele Frauen entscheiden sich bei einem auffälligen Östrogenmangel für eine Hormonersatzbehandlung.

Neben dem Östrogen ist das Progesteron (Gelbkörperhormon) ein weiteres Geschlechtshormon der Frau. Früher nahm man an, es sei nur zur Aufrechterhaltung einer Schwangerschaft notwendig. Heute wissen wir, dass Progesteron im Organismus sehr vielfältige Funktionen hat, und dies nicht nur bei schwangeren Frauen. Als „Anti-Aging Hormon" spielt es eine wesentliche Rolle für die Gedächtnisleistung, unterstützt den Knochenaufbau und fördert die innere Struktur der Haut. Zellulitis geht in der Regel auf ein gestörtes Östrogen-Progesteron-Gleichgewicht zurück. Auffällige Anzeichen eines Progesteronmangels sind z. B. Faltenbildung, Besenreiser-Äderchen an den Beinen, Venenbeschwerden, Ödeme in den Beinen und unregelmäßige Blutungen.

Das Testosteron und das Androstendion, die Männlichkeitshormone

Zum Mann wird man durch die Hormone Testosteron und durch das Androstendion, das eine unmittelbare Vorstufe zum Testosteron ist. Beide Hormone sinken mit dem Alter ständig ab. Ihr Spiegel ist beim 80-jährigen etwa halb so hoch wie beim 20-jährigen. Sie bauen Knochen auf, setzen die Zahl der roten Blutkörperchen herauf, stimulieren den Muskelaufbau, regen die Libido an und beeinflussen die Hautstruktur. Deshalb ist das männliche Bindegewebe frei von Zellulitis.

Die kontinuierliche Abnahme von Testosteron in Verbindung mit dem Alterungsprozess des Mannes steht heutzutage außer Zweifel. Verminderung der Schlafqualität, Hitzewallungen, Leistungsabfall, Reizbarkeit, Depressionen, Fettansatz im Bauchbereich, verminderte Erektionen, erhöhter Puls und „Herzstolpern" können Symptome für einen altersbedingten Mangel an Testosteron sein. Wahrscheinlich ist die Verschlechterung des Hör- und Sehvermögens im Alter auch auf ein Absinken der Geschlechtshormone zurückzuführen. In den USA sind Testosteron und Androstenion in Drugstores als Verjüngungs- und Kräftigungsmittel frei verkäuflich. Das darf aber nicht darüber hinwegtäuschen, dass evtl. schlimme Nebenwirkungen auftreten. So ist das Prostatakrebsrisiko bei Langzeitsupplementierung noch nicht hinreichend untersucht worden. Künstlich zugeführtes Testosteron steht unter dem Verdacht, dass es den Fettstoffwechsel empfindlich stört und zu Haarausfall führt. In den Anti-Aging-Kliniken in Europa verzichtet man deshalb auf jegliche Form oraler Therapien mit Testosteron-Tabletten. Sie können den Leberstoffwechsel zu stark belasten, heißt es.

Das Wachstumshormon Somatotropin (STH), das Energiehormon“

Mediziner halten das Somatotropin für eines der wichtigsten Hormone. Ein 60-jähriger weist in der Regel nur noch 25 Prozent Somatotropin im Vergleich zu einem 20-jährigen auf. Seine vorrangige Aufgabe in jungen Jahren ist es, das Längenwachstum der Knochen anzuregen und für eine ausreichende Eiweißsynthese zu sorgen. Sinkt mit den Jahren der Wachstumshormonspiegel im Körper, so zeigen sich folgende Symptome: vermehrtes Bauchfett, schwindende Muskelkraft, dünne, trockene Haut, verringerte Knochendichte, erhöhte Blutfette, reduzierte Energie und Vitalität. In den USA wird das Wachstumshormon bereits mit Erfolg, so steht es in der Presse, bei der Behandlung von Alterungszuständen eingesetzt. In Europa fehlen wie in den USA Langzeiterfahrungen. Und dann schreckt man aus folgenden Gründen von einer STH-Substitution zurück: Wachstumshormone müssen regelmäßig gespritzt werden. Da der Einsatz von Wachstumshormonen in Deutschland umstritten ist, werden zur Erhöhung des Wachstumshormonspiegels folgende Maßnahmen vorgeschlagen: viel Bewegung und viel Sport, ausreichend Schlaf und hochwertige Aminosäuren. wie z. B. Tyrosin, Lysin und Methionin. Diese Eiweißstoffe benötigt das Gehirn, um Hormone zu bilden. Der Körper kann die Aminosäuren durch eine überlegte, eiweißreiche Nahrung aufnehmen.

Melatonin, das Hormon der Entspannung

Immer mehr Anti-Aging-Forscher bezeichnen das nachts von der Zirbeldrüse ausgeschüttete Hormon als „Wundermittel“, ob zur Stärkung des Immunsystems, ob als Schlafmittel oder Schutzfaktor gegen Viren und krebserregende Gifte oder als Elixier gegen vorzeitiges Altern. Erste Untersuchungen zeigen, dass das Melatonin sich in Zukunft einen großen therapeutischen Stellenwert erobern könnte. Noch liegen aber keine gesicherten Forschungsergebnisse vor. Als Schlafmittel hat sich Melatonin anscheinend bewährt, auch wenn der Schlaf in den ersten Wochen von heftigen Träumen begleitet wird. In den USA ist Melatonin frei verkäuflich, in Deutschland nur auf Rezept erhältlich.

Der Nürnberger Präventivmediziner Roger Eisen empfiehlt eine starke Zurückhaltung bei den meisten Medikamenten und hält viel von Nahrungsmitteln, welche die Melatoninkonzentration erhöhen. Sie sollten reich an der Melatonin-Vorstufe Tryptophan sein, wie es in den Milchprodukten Jogurt, Kefir, Hüttenkäse enthalten ist. Üppiges Essen mit reichlich Alkohol führt zu einem Melatoninmangel und damit zur vorzeitigen Alterung.

DHEA (Dehydroepiandrosteron), das Jugendhormon

Im Alter produziert der Organismus immer weniger dieses wichtigen Hormons. Die höchsten DHEA-Spiegel finden sich zwischen dem 25. und 27. Lebensjahr. Kontinuierlich sinkt der durchschnittliche Plasmaspiegel auf nur noch 10 Prozent des Ausgangswertes um das 25. Lebensjahr. In internationalen Studien konnte gezeigt werden, dass die DHEA-Konzentration als Altersindikator angesehen werden kann. Hohe DHEA-Spiegel bedeuten Vitalität, Leistungsfähigkeit und psychisches Wohlbefinden. Niedrige DHEA-Spiegel bedeuten u. a. erhöhte Krankheitsbereitschaft und korrelieren im fortgeschrittenen Lebensalter mit einer erhöhten Sterblichkeit. DHEA wird seit den neunziger Jahren in den USA in jedem Drugstore angeboten. In deutschen Apotheken erhält man es nur nach Vorlage eines Rezeptes. Über das Internet oder in den meisten Nachbarländern Deutschlands ist es frei zugänglich.

Doch Vorsicht ist geboten! Die Präparate enthalten manchmal gar kein, oft aber ein Vielfaches der ausgewiesenen DHEA-Menge. In der Werbung wird DHEA als „Jungbrunnen“ propagiert: Es bekämpfe Muskelabbau, Osteoporose, Impotenz, stärke die Immunabwehr und schütze vor Arterienverkalkung, Übergewicht und Diabetes. Es bekämpfe die körpereigenen Stresshormone und müsse deshalb als vorzügliches Anti-Aging Hormon gesehen werden.

Die vermeintlichen positiven Wirkungen einer Substitution mit DHEA sind jedoch nicht ausreichend getestet. Fundierte Langzeitstudien fehlen. Tierexperimente sind widersprüchlich. Armin E. Heufelder, Professor für Endokrinologie an der Technischen Universität München, sagt: „Die Überschätzung von DHEA als Wunderhormon liegt offenkundig an der teilweise unangemessenen Übertragung von Daten aus Zellkulturen und Tiermodellen auf den Menschen“. Wegen seiner Nebenwirkungen wird in Ärztekreisen über DHEA viel und kontrovers diskutiert. So auch 2002 auf dem 46. Symposion der Deutschen Gesellschaft für Endokrinologie in Göttingen. Endokrinologen stellten 1999 in Baltimore/USA fest, dass bei nicht ausgewogenen DHEA-Gaben Herzerkrankungen; Fettstoffwechselstörungen und hormonabhängige Tumore gefördert werden können. Bei Frauen wurden folgende Nebenwirkungen gehäuft beobachtet: fettige Haut, Akne, Bassstimme und zunehmende Körperbehaarung. Als einzige halbwegs gesicherte Kenntnis kann man die Wirkung von DHEA auf die Psyche, das Wohlbefinden und die allgemeine Leistungsfähigkeit nennen. Aber gibt es nicht genug andere, ungefährliche Mittel gegen Leistungsabfall und gegen Depressionen, wenn die Nebenwirkungen von DHEA so gravierend sind?

Eine sinnvolle Vollwerternährung, ein geregeltes Leben mit ausgiebigen Entspannungsphasen und vielen sportlichen Aktivitäten dürften die natürliche, körpereigene Ausschüttung von DHEA fördern und eine Substitutionstherapie überflüssig machen.

Besondere Hormonprobleme in den Wechseljahren der Frau

Die Wechseljahre sind ein deutlicher Einschnitt im Leben einer Frau zwischen dem 45. und 55. Lebensjahr. Sie erstrecken sich bei den meisten Frauen über wenige Monate bis mehrere Jahre. Wenn die Wechseljahre vor dem 40. Lebensjahr einsetzen, wird das als vorzeitiges Klimakterium betrachtet und erfordert eine sorgfältige ärztliche Untersuchung, um sicher zu gehen, dass keine Erkrankung vorliegt.

Über 50 Prozent der Frauen leiden mehr oder weniger stark an folgenden typischen Beschwerden: nachlassende Leistungsfähigkeit, Schweißausbrüche, Hitzewallungen, Schwindel, Nervosität sowie Schlafstörungen. Ursache dieser Veränderungen ist die allmählich nachlassende Hormonproduktion (Östrogen) in den Eierstöcken, die auch ein Ende der Fortpflanzungsfähigkeit bedeutet. Der Östrogenmangel beeinflusst ebenfalls Knochenstoffwechsel, Gefäße und Libido. Da Östrogene verschiedene Organsysteme und das Gewebe beeinflussen, kann sich auch die Beschaffenheit der Haut verändern. Die Haut, die Schleimhäute und das Bindegewebe werden dünner, ihre Durchblutung lässt nach. Aufgrund des sinkenden Östrogenspiegels kann es zu Störungen im Kalziumhaushalt kommen. Die Folge: Der Körper scheidet vermehrt Kalzium aus und holt sich das benötigte Mineral aus den Knochen. Dadurch besteht die Gefahr, dass die Knochen langsam immer poröser und brüchiger werden – Osteoporose droht!

Bei Frauen beschleunigt sich in den fünf bis zehn Jahren nach Ausbleiben der letzten Regel der Abbau der Knochensubstanz auf etwa zwei Prozent pro Jahr. Bei manchen Frauen steigt der Verlust auf 10 Prozent pro Jahr. Dieser Prozess kann beschwerdefrei verlaufen oder mit Wirbelbrüchen („Witwenbuckel“) und

Handgelenksfrakturen einhergehen. Im hohen Alter auch mit Oberschenkelhalsbrüchen! In den Wechseljahren sind regelmäßige Messungen der Knochendichte und Untersuchungen zur Krebsfrüherkennung jeder Frau mit Nachdruck zu empfehlen.

Oft werden die Wechseljahre, die Zeit der körperlichen Umstellung, auch von psychischen Beschwerden begleitet. Viele Frauen leiden unter Gereiztheit, Stimmungsschwankungen und Depressionen. Der Grund dafür mag sein, dass jede Frau im mittleren Lebensabschnitt eine Art Bilanz zieht: Die Kinder sind erwachsen und verlassen die Familie, die Ehe ist vielleicht auch nicht mehr so, wie sie einmal war. Und wer ins Berufsleben zurückkehren will, erlebt oft herbe Enttäuschungen. Außerdem leiden viele Frauen unter Veränderungen ihres Körpers. Sie lösen in unserer vom „Jugendwahn" geprägten Gesellschaft Unsicherheit aus und schüren die Angst, nicht mehr attraktiv genug zu sein. Untersuchungen haben jedoch ergeben, dass Frauen, die ein ausgefülltes Leben haben sowie familiär und partnerschaftlich glücklich sind, Symptomen der Wechseljahre weniger Beachtung schenken. Sie betrachten Wechseljahre nicht als „Endstation" ihres Lebens, sondern als Start in einen neuen Lebensabschnitt. Langzeitstudien mehrerer Medizinpsychologen zeigen, dass die Wechseljahre in der Regel nicht so krisenhaft verlaufen, wie es die medizinische Literatur erwarten lässt. Viele Frauen sehen in den Wechseljahren einen positiven persönlichen Reifungsprozess.

Durchleiden nicht auch Männer ein „Klimakterium"?

Jahrelang waren männliche Alterserscheinungen ab dem 40. Lebensjahr als „Midlife Crisis" umschrieben worden. In letzter Zeit diskutiert man in Medizinerkreisen verstärkt, ob auch Männer in die Wechseljahre kommen. Das Thema ist wissenschaftliches Neuland. Der Autor Hans Zeier kommt in seinem Buch „Männer über fünfzig" zu dem Schluss, eine Umstellungsphase in der Lebensmitte mit körperlichen, seelischen und zwischenmenschlichen Veränderungen gebe es auch bei Männern. Typische Männerprobleme in den mittleren Jahren seien: Potenzstörungen, vergrößerte Prostata (Probleme beim Wasserlassen), verringerte Knochendichte und Muskelmasse, dafür aber stärkere Fettdepots sowie Schlafschwierigkeiten. Einschneidend sind oft auch die seelischen Veränderungen. Viele Männer reagieren jetzt gereizt und nervös auf Belastungen, die sie wenige Jahre zuvor nur belächelt hätten. Im „Klimakterium virile" unterliegen sie starken Stimmungsschwankungen, neigen zu offenen Aggressionen und Wutausbrüchen.

Stark umstritten ist noch, ob die altersbedingte Abnahme des Hormons Testosterons zu körperlichen und psychischen Beschwerden führt. Ungeklärt ist auch, ob eine Substitution mit Testosteron den Hormonspiegel sowie die Lebensqualität verbessert. Man weiß nur, dass ein niedriger Testosteronspiegel vom Lebensstil abhängig ist, z. B. von zu kalorienreicher Ernährung, Bewegungsmangel, Rauchen und zu hohem Alkoholkonsum. Vor diesem Hintergrund ist eine Lebensführung, die sich auf ausgewogene und gesunde Ernährung und körperliche Bewegung gründet, sehr zu empfehlen. In diesem Zusammenhang ist Sport besonders bedeutsam.

Die Hormontherapie in der Präventiv- und Anti-Aging Medizin

Unter einer Hormontherapie, einer Hormonbegleittherapie, einer Hormonersatztherapie oder Hormonsubstitution versteht man die zeitlich begrenzte Zufuhr von Hormonen, die der Körper im fortgeschrittenen Alter nicht mehr oder nicht mehr in ausreichendem Maß herstellen kann. Ziel dieser Behandlung ist es in der Regel, Hormondefizite auszugleichen oder unangenehme Begleiterscheinungen eines Hormonmangels zu mildern. Hormonmedikamente heben stark erniedrigte Hormonmengen in natürliche Größenordnungen an. Ein zu viel oder zu wenig wäre nicht richtig. Nur ein erfahrener Facharzt kann über die Notwendigkeit einer Hormonbehandlung entscheiden und auf ihre Nebenwirkungen hinweisen.

Die Renaissance der Hormontherapie in Deutschland

In den neunziger Jahren war die Behandlung mit Hormonen in Deutschland stark in Verruf gekommen. Durch die unseriöse Hormontherapie in den USA! In den landesweiten Verjüngungskliniken wurden ohne jegliche Bedenken „Anti-Aging-Cocktails“ mit Melatonin, DHEA, Testosteron, Östradiol und Wachstumshormonen verabreicht. Selbst in Drugstores konnte man Anti-Aging Präparate in Form von Tabletten, Cremes und Gels ohne Rezept kaufen. Auf mögliche gefährliche Nebenwirkungen einzelner Hormongaben wies man nur beiläufig hin. Es hieß lediglich: „Do not consume this product, if you have an allergy“.

Die amerikanische Frauengesundheitsinitiative (engl. Women' s Health Initiative, abgekürzt WHI) wurde 1992 in den USA ins Leben gerufen. Ziel der Initiative war die medizinische Forschung gesundheitlicher Probleme älterer Frauen. Von den National Institutes of Health wurden 160.000 Frauen als Studienteilnehmerinnen rekrutiert. Die Untersuchung wurde 2002 vorzeitig abgebrochen. Es zeigte sich, dass die Hormonersatztherapie mit großen Gefahren für kardiovaskuläre Komplikationen und Brustkrebs verbunden war. So war z. B. die Rate an Thrombosen und Brustkrebs bei mit Hormonen behandelten Frauen höher als bei Frauen, die nur ein Placebo, ein Scheinmedikament, erhalten hatten.

Wegen der unseriösen Hormontherapie in den USA galt viele Jahre die Hormonbehandlung in Deutschland als zu risikoreich. Diese Situation in Deutschland veränderte sich in letzter Zeit grundlegend, so dass man von einer wahren „Renaissance der Hormone“ sprechen kann. Zu einer verantwortungsvollen Behandlung mit Hormonen hat vor allem die „Deutsche Gesellschaft für Präventiv- und Anti-Aging Medizin (GSAAM e. V.)” beigetragen. Als interdisziplinäre Ärztegesellschaft legte sie unter der Leitung ihrer Präsidenten Dr. Alexander Römmler und Prof. Dr. Bernhard Kleine-Gunk in Publikationen, Seminaren und Vorträgen das Fundament für eine effektive präventive Endokrinologie. Ihr Hauptinteresse gilt heute weithin der „Kunst einer individualisierten Hormontherapie“.

Die Hormonersatztherapie in den Wechseljahren

Die Hormonersatztherapie bzw. HRT (engl. Hormone replacement therapy) bezeichnet im allgemeinen den therapeutischen Ausgleich von Hormonmangelzuständen. Im engeren Sinn wird unter HRT die Verabreichung von Medikamenten in den Wechseljahren verstanden.

Die Hormonersatztherapie hat sich nicht zum Ziel gesetzt, die bisherige Hormonkonzentration im Körper wieder herzustellen. Es gilt, die durch einen Hormonmangel bedingten körperlichen und seelischen Beschwerden der Wechseljahre wie nervöse Unruhe, Schwindelgefühle, Hitzewallungen, Schlafstörungen usw. zu beseitigen. In diesem Zusammenhang ist auch an die Abmilderung altersbedingter Abbauprozesse wie Alterung der Haut, Haarausfall und Osteoporose zu denken.

Bevor eine Hormonersatztherapie begonnen wird, ist eine umfassende gynäkologische Untersuchung mit der Bestimmung des Hormonspiegels durch einen Experten der Hormontherapie notwendig. Bluttests geben Aufschluss über die wichtigsten Hormone und über den Alterungsprozess. Sie ermöglichen so, u. a. auch negativen Entwicklungen vorzubeugen. Bei jeder Patientin ist das Vorsorgeprofil die Voraussetzung für Behandlungsoptionen des Facharztes.

Die individuelle Therapieplanung steht bei einer Hormonersatztherapie im Vordergrund. Bei allen zugeführten Hormonen kommt es auf eine sehr exakte Dosierung an, die von Fall zu Fall nicht einfach ist. Die optimale Dauer einer Therapie hängt sowohl von der Stärke der Symptome wie auch von den Therapie- bzw. Präventionszielen ab. Sind bioidentische Hormone die Zukunft? Professor Bernhard Kleine-Gunk schreibt in seinem „Frauen-Hormone-Buch": „Wann immer möglich, sollte man die körpereigenen Hormone verwenden und nicht auf chemisch veränderte Abkömmlinge zurückgreifen". Für diese Behandlungsform hat sich inzwischen der Begriff der bioidentischen Hormonersatztherapie eingebürgert. Sie zeichnet sich durch geringe Nebenwirkungen aus.

Leitprinzipien für eine Hormonersatztherapie in den Wechseljahren könnend die folgenden Empfehlungen von Professor Kleine-Gunk sein:

1. Reduktion der Hormondosis

   Für die Hormone gilt nicht die Devise: Viel hilft viel! Vielmehr lautet die Forderung: So viel wie nötig, so wenig wie möglich! Auch mit niedrigen Dosen lässt sich therapeutisch viel erreichen!

2. Individualisierung in der Hormontherapie

   Frauen unterscheiden sich in Ihrem Hormonhaushalt sehr und müssen deshalb unterschiedlich behandelt werden. Für alle Patientinnen in den Wechseljahren das gleiche Präparat in der gleichen Zusammensetzung und Dosierung einzusetzen, wie dies in der US-WHI-Studie geschehen ist, wird der physiologischen Individualität des weiblichen Organismus nicht gerecht.

3. Transdermale Verabreichung des Östrogens

   Die Östrogene sollten nach Möglichkeit nicht in Form von Tabletten, sondern als Pflaster oder Gel über die Haut zugeführt werden. Damit wird der Stoffwechsel über die Leber umgangen und das Thromboserisiko deutlich gesenkt.

4. Verwendung körperidentischer Hormone

Wann immer möglich sollte bei der Hormonsubstitution in den Wechseljahren das körpereigene Gelbkörperhormon, das Progesteron, gegeben werden. Synthetische Gestagene können nach neueren Forschungsergebnissen zu einem erhöhten Brustkrebsrisiko führen.

5. Berücksichtigung von „Zeitfenstern"

Die Wirkung von Östrogenen auf die Blutgefäße hängt offensichtlich vom Lebensalter der Frau ab. Bei Frauen vor dem 60. Lebensjahr mit noch gesunden Blutgefäßen wirken Östrogene schützend. Bei älteren Frauen, bei denen die Blutgefäße bereits auffällige Verkalkungen aufweisen, führt die Gabe von Östrogenen dazu, dass sich die Verkalkungen aus der Gefäßwand lösen und evtl. zu einem Herzinfarkt führen.

Einschätzung der Gesundheitsrisiken bei einer Hormontherapie

Wenn Hormongaben niedrig dosiert werden und der Hormonstatus fachärztlich regelmäßig überprüft wird, sind die Risiken für die Gesundheit gering. Neueste Studien über einen Beobachtungszeitraum von bis zu zehn Jahren zeigen, dass eine Hormonersatztherapie mit natürlichen bioidentischen Östrogen und Progesteron das Krebsrisiko nicht erhöht. Frauen, die frühzeitig Progesteron erhalten, sind nach dem neuesten Forschungsstand sogar besser vor Brustkrebs geschützt als Frauen, die keine Hormone verabreicht bekommen haben. Frauen, die unter einer Hormonersatztherapie an Krebs erkranken, haben sogar eine größere Heilungschance zu erwarten als Frauen ohne Hormonersatztherapie.

Der Dickdarmkrebs tritt unter einer Hormonbehandlung mit Östrogen deutlich seltener auf. Die verabreichten Östrogene hemmen die Entartung der Zellen. Unter der Substitution von Östrogen, Progesteron und Testosteron können bei exakter Einstellung und regelmäßiger Kontrolle des Blutspiegels keine Venenentzündungen, Leberfunktionsstörungen und Tumore in der Gebärmutter auftreten, wie früher in den USA nach Hormonüberdosierungen festgestellt wurde.

„Früher war der perfekte Körper ein genetisches Privileg. Heute kann ihn sich jeder kaufen".

(Wolfgang Gubisch, deutscher Facharzt für plastische Chirurgie)

20. Jugendlichkeit durch ästhetisch-plastische Chirurgie ?

Lange Zeit galten „Schönheitsoperationen" als bedenklich. Heute entscheiden sich immer mehr Menschen für Eingriffe mit Spritzen, Laser und Skalpell. Nach Schätzungen lassen sich jedes Jahr 500.000 bis 600.000 deutsche Frauen und Männer ihre „Jugendlichkeit" und ihre „Schönheit" vom Chirurgen zurückgeben. Der Gesundheitsausschuss des Deutschen Bundestages führte in einem Bericht u. a. die häufigsten Operationen auf: Faltenbehandlungen (200.000), Laserbehandlungen im Gesicht (190.000) und Nasenkorrekturen (40.000). Bei jeder fünften Frauen-OP (22 Prozent) und bei acht Prozent der Männer gibt es Komplikationen.

Experten gehen davon aus, dass jede fünfte ästhetisch-plastische Operation mit besonderen Komplikationen einhergeht. Bei einer Fettabsaugung drohen z. B. Infektionen, Blutvergiftungen bis hin zum Schock. Dennoch heißt es aber: Die hohen Risiken werden immer geringer, die Ergebnisse immer besser. Beliebt sind Augenlid-Korrekturen und das Entfernen von Tränensäcken, was heute durch Laser sehr schonend ist. Bei Gesichtsoperationen und besonders bei Nasenoperationen achten die „Schönheitsärzte" immer mehr darauf, dass das Gesicht seinen individuellen Charakter behält.

Wer hilft Opfern nach einer missratenen Operation? Was tun, wenn ein operativ erfolgreicher Eingriff nicht das gewünschte Ergebnis bringt? „Noch einmal operieren", sagt Professor Wolfgang Gubisch, plastischer Chirurg vom Marienhospital in Stuttgart.

Opfer des Jugendlichkeitswahns?

Der älter werdende Mensch sieht sich zunehmend in dieser Gesellschaft dem Jugendlichkeitswahn ausgesetzt. „Mit 40 beginnt das Alt-Sein der Jungen, mit 50 das Jung-Sein der Alten". So wirbt die Arzneimittelfirma Klinge für ein gefäßerweiterndes Mittel gegen das Altern. Musste in früheren Zeiten eine Frau nur möglichst schön sein, so soll sie heute schön sein und möglichst jung aussehen. Die Begriffe Schönheit und Jugend werden fast synonym benutzt. Lebensspuren, die sich im Gesicht und auf dem Körper einer Frau abzeichnen, gelten als peinlich und hässlich. Man glaubt, sie beseitigen lassen zu müssen.

Frauen und Männer, die sich chirurgisch verschönern lassen wollen, verschließen häufig die Augen vor den Problemen, die eine Schönheitsoperation mit sich bringt: Es fließt reichlich Blut, Schmerzen, Schwellungen, Verfärbungen und Gefühlsstörungen verschwinden nicht von heute auf morgen; sogar Dauerschäden drohen. Nicht wenige Operationen misslingen und erinnern Tag und Nacht an den doch so harmlosen Routineeingriff. Eine sanfte Schönheitschirurgie gibt es nicht. Rechtsanwälte mit dem Tätigkeitsschwerpunkt Arzthaftungsrecht haben in Deutschland viel zu tun.

Überblick über die häufigsten Schönheitsoperationen im fortgeschrittenen Alter

Art der Schönheitsoperation	Operationstechniken	Mögliche Risiken
Straffung der Augenlider	Schnitte in die unteren und oberen Augenlider. Am Unterlid Lasereinsatz möglich.	Beim Eingriff können versehentlich Muskeln durchtrennt werden. Die Oberlider sinken auf die Augen (sehr selten). Probleme mit dem Tränenfluss.
Entfernung von Tränensäcken	Aufschneiden des unteren Lidrandes und Entfernen des angesammelten Fetgewebes.	Bei ungleichmäßiger Entfernung von Haut und Fettpolstern können die Augen asymetrisch wirken. Narben können das Unterlid zum Triefauge verziehen.
Stirnlifting	In der Regel Straffung mit dem Endoskop! Es können gezielt Nerven ausgeschaltet, Einziehungen gelöst, Einsenkungen aufgefüllt werden.	Nervenverletzungen, Taubheitsgefühl, Verschiebung der Haargrenze (Stirn wird höher, Haaransatz rutscht nach hinten).
Facelifting	Straffung von Oberhaut- und Unterhaut-Bindegewebe sowie der Gesichtsmuskulatur. Eine geglückte Operation kann um Jahre verjüngen.	Maskenhaftes Aussehen oder Narbenverdickungen, weil beim Eingriff zu viel Haut entfernt wurde. Nervenverletzungen, Taubheitsgefühle, Infektionen (selten), starke Schmerzen und Schwellungen unmittelbar nach der Operation.
Nasenkorrektur	Operation im Innern der Nase, Narben bleiben unsichtbar.	Schiefstellung der Nase, Atembeschwerden, Dauerschäden an den Schleimhäuten.

Art der Schönheitsoperation	Operationstechniken	Mögliche Risiken
Entfernung bzw. Korrektur von Falten (Augen, Oberlippe, ganzes Gesicht)	Faltenbehandlung mit ultragepulstem CO_2-Laser. Die Hitze des Lichtstrahls bewirkt, dass sich die Kollagenfasern des Bindegewebes zusammenziehen. Der Effekt der Faltenbehandlung kann bis zu 10 Jahre anhalten.	Pigmentstörungen, die sich nicht zurückbilden. Narbenbildung bei nicht sachgemäßer Lasertechnik.
Aufpolsterung der Lippen	Auffüllen der Lippen mit Kollagen, Eigenfett oder Silikon.	Unnatürliches Aussehen, Gefahr von Allergien (selten). Großer Nachteil: Kollagen, Eigenfett oder Silikon werden innerhalb weniger Monate abgebaut.
Fettabsaugung	Durch winzige Einschnitte wird überschüssiges Fett an Kinn, Bauch, Beinen oder Po abgesaugt. Bewährt hat sich die neue Superwet-Technik: Fettzellen werden vorher durch Einspritzen von Kochsalzlösung mit örtlichen Betäubiungsmitteln aufgeschwemmt. Sie lassen sich dann leichter absaugen. Es entstehen weniger Blutungen.	Blutungen, Kreislaufschocks (jeweils 1 Todesfall auf 5000 Absaugungen), Taubheitsgefühl durch beschädigte Nerven, schiefes Aussehen und Dellenbildung durch ungleichmäßiges Absaugen.
Verkleinerung der Brust	Überflüssiges Gewebe wird weggeschnitten.	Infektionen, Blutungen, ungleiches Aussehen. Fehlstellung der Brustwarzen, auffällige Narbenbildung, Absterben der Brustwarzen.
Haartransplantation	Verpflanzung von Eigenhaar mittels Schlitz-, Stanz- oder Lasertechnik. Eine Verpflanzung ist nur sinnvoll, wenn genügend Eigenhaar aus dem Haarkranz zur Verfügung steht.	Abstoßungsreaktionen, Infektionen (selten).
Beseitigung von erweiterten Äderchen im Gesicht und an den Beinen („Besenreiser“)	Erhitzung und Zerstörung der Blutgefäße durch die neue Generation der Lasertechnologie, durch die Lichttherapie von Photo Derm. Für gute Erfolge sind mehrere Behandlungen notwendig.	Bei gewöhnlichen Lasern kann die Verbrennung der Haut hässliche Narben hinterlassen.

Die Straffung des Gesichts, Fettabsaugung, Faltenunterspritzungen und ihre besonderen Risiken

Immer mehr Frauen und Männer in herausragenden Positionen wollen sich aus beruflichen Gründen unters Messer legen. Sie glauben, wegen ihres fortschreitenden Alters mit Jüngeren nicht mehr mithalten zu können.

Die Straffung des Gesichts (Facelifting) gilt als die Schönheitsoperation schlechthin. In welchem Umfang Gesichtsregionen und der Hals operiert werden und welche Technik dabei angewandt wird, sollte Ergebnis eines langen Beratungsgespräches sein.

Das Minilifting ist eine Hautstraffung, die ausschließlich auf Kinn- und Wangenregion begrenzt ist. Beim großen Lifting wird die Hals- und Schläfenregion mit einbezogen. Die oft maskenhaften Gesichtszüge dieser ausgedehnten Hautstraffung und der unbefriedigend kurze Effekt (etwa fünf Jahre) können mit dem aufwändigeren Doppelschichtverfahren (auch SMAS-Technik genannt) vermieden bzw. verbessert werden. Dabei wird nicht nur die Haut gestrafft, sondern auch die darunter liegende Bindegewebsschicht sowie die dünne Muskelschicht des Halses. Maßgeblich für alle Verfahren ist eine optimale Schnittführung und Nahttechnik, um sichtbare Narben zu vermeiden. Biologische Gewebekleber begünstigen die Heilung der ausgedehnten Hautablösungen.

Neben allgemeinen Operationsrisiken wie z. B. Blutungen und/oder Infektionen können bei einer Gesichtsstraffung auch Gesichtsnerven verletzt werden. Mögliche Folgen sind: Taubheitsgefühl oder Beeinträchtigung des Mienenspiels. Nicht selten wird von plastisch-chirurgischen Eingriffen mehr erwartet als sie leisten können. Menschen mit psychischen Problemen sowie beruflichen und familiären Konflikten sollten sich nicht an den Schönheitschirurgen als „Ersatztherapeuten“ wenden. Wenn eine Operation misslingt, können schwere psychische Krisen die Folge sein.

Das Prinzip des Fettabsaugens ist an allen Körperstellen gleich. Durch einen kleinen, unauffälligen Hautschnitt, z. B. in einer Körperfalte, wird eine Sonde eingeführt und eine Flüssigkeit ins Fettgewebe gespült. Diese Flüssigkeit lockert das Fettgewebe auf, damit es anschließend über die Sonde abgesaugt werden kann. Diese wird dabei in vorgeschriebenen Richtungen bewegt. Bei einem Eingriff können mehrere Regionen behandelt werden, solange die medizinisch vertretbare Grenze von drei Litern Fett je Operation nicht überschritten wird.

Nach dem Eingriff müssen die Patienten für drei bis zwölf Wochen einen Druckverband oder eine Kompressionshose tragen. Blutergüsse und vorübergehende Schwellungen und Verhärtungen in den Bereichen der Operation sind normal. Da die Fettabsaugkanüle nach Gefühl bewegt wird, besteht die Gefahr, in falschen Gewebeschichten zu arbeiten. Dringt die Sonde zu tief ins Fettgewebe, werden darunter liegende Muskeln verletzt, gerät die Sonde zu hoch, zerstört der Sog die Blutgefäße der Haut. Auch unschöne Dellenbildungen entstehen auf diese Weise. Das Risiko für Nachblutungen und Wundinfektionen steigt mit der Ausdehnung des Operationsgebietes.

Um Falten zu mildern oder erschlaffte Wangenpartien straffer wirken zu lassen, kann körpereigenes Fett oder Kollagen unter die entsprechenden Hautpartien gespritzt werden. Dazu wird an gut gepolsterten Körperpartien Eigenfett entnommen und für die „Anti-Falten-Spritze" gereinigt. Bei einer Unterspritzung mit Kollagen, das meist aus Rinderfett gewonnen wird, müssen drei Monate vorher Probespritzen verabreicht werden, um allergische Reaktionen zu testen.

Die anfänglich deutlich sichtbare Wirkung einer gelungenen Unterspritzung ist nur von kurzer Dauer, denn die Substanzen werden vom Körper schnell abgebaut. Nach vier Monaten ist vom unterspritzten Eigenfett schon fast nichts mehr zu sehen. Die Wirkung einer Kollageninjektion kann sich ein halbes Jahr halten. Spätestens nach einem Jahr ist aber auch diese Substanz vom umliegenden Gewebe vollständig aufgesogen. Für einen Dauereffekt sind also Wiederholungen der Unterspritzung nötig. Risiken bei Faltenunterspritzungen sind: Blutergüsse und Schwellungen nach dem Spritzen; Hautdellen und -beulen, wenn das eingespritzte Gewebe unregelmäßig abgebaut wird.

Bevor man sich einer Schönheitsoperation unterzieht, sollte man über folgenden Fragen nachdenken:

Bin ich wirklich nur mit meinem Aussehen unzufrieden oder mit meinem ganzen Selbst?

Stehe ich im Grunde zu meiner Persönlichkeit, so wie sie heute ist?

Entspringt der Wunsch nach Aussehenskorrektur aus mir selbst, oder habe ich ihn mir von anderen einreden lassen?

Weiche Gründe habe ich, mich vor dem Älterwerden zu ängstigen?

Geht es mir wirklich nur ums Aussehen?

Zur Wahl des ästhetisch-plastischen Chirurgen

Schönheitsoperationen sind nichts Schönes! Sie sind schwerwiegende chirurgische Eingriffe mit allen medizinischen Komplikationsmöglichkeiten und Risiken. Die Rate leichter Komplikationen wie Blutergüsse oder Empfindungsstörungen der Haut liegt bei etwa 9 Prozent. “In 0,5 Prozent der Fälle kommt es sogar zu schwereren Komplikationen wie Thrombosen, Embolien und Infektionen“, warnt Constance Neuhann-Lorenz, die Präsidentin der Vereinigung der Deutschen Ästhetisch-Plastischen Chirurgen. Bei einem der häufigsten Eingriffe, dem Fettabsaugen, kam es sogar schon zu Todesfällen. Deshalb ist es so wichtig, sich an einen seriösen und erfahrenen Chirurgen zu wenden, bei dem die Erfolgsquote hoch und die Komplikationsrate niedrig liegen. Doch wie findet man ihn? In den Gelben Seiten der Deutschen Telekom sind allein in München über 50 Adressen verzeichnet. Der Arzt sollte einen Facharzttitel für Plastische Chirurgie besitzen. Die Ausbildung dazu dauert sechs Jahre und wird streng überprüft. Die Bezeichnungen Schönheitschirurg, ästhetischer oder kosmetischer Chirurg sind dagegen nicht geschützt, so kann sich jeder Arzt bezeichnen.

Das ärztliche Beratungsgespräch

Den gesetzlichen Bestimmungen entsprechend muss der Arzt vor jeder geplanten Operation den Patienten ausführlich und umfassend über Folgendes unterrichten: Über den Operationshergang, die geplante Betäubungsmethode, auftretende Begleit- und Folgeerscheinungen sowie über eventuelle Komplikationen.

Dazu reicht es nicht, wenn er dem Patienten ein Faltblatt in die Hand drückt mit der Bemerkung: „Hier finden Sie alles Wesentliche!“ Mangelhafte Aufklärung und ein unzureichend geführtes Beratungsgespräch gehören zu den häufigsten Gründen, die in späteren Schadensersatz- bzw. Kunstfehlerprozessen zugunsten der Klägerin bzw. des Klägers angeführt werden. Um sich so gut wie möglich vor solchen Forderungen zu schützen und versicherungsrechtlich abzusichern, lässt der Arzt den Patienten am Ende der Beratung eine Einwilligungserklärung unterschreiben. Ist er seriös, hat er keine Einwände, wenn zum Beratungsgespräch Verwandte bzw. Freunde mitgenommen werden.

Man sollte sich bei einem Beratungsgespräch auf jeden Fall Vorher-Nachher-Fotos anderer Patienten zeigen lassen, und zwar möglichst nicht nur Beispiele direkt nach dem Eingriff, sondern auch sechs Monate später. So kann man das endgültige Ergebnis besser beurteilen. In einem guten Beratungsgespräch klärt sich unter Umständen auch, dass eine Schönheitsoperation gar nicht das Richtige ist, dass es bessere Alternativen gibt oder dass der momentane Gesundheitszustand einen Eingriff nicht ratsam erscheinen lässt.

Alternative Wege

Eines muss bei einer chirurgischen Aussehenskorrektur stets bedacht werden: Überschüssiges Fett und Gewebe können entfernt werden, aber die Operation hat mit Gesundheit nichts zu tun. Selbst der beste Erfolg einer Schönheitsoperation hält nicht ewig. Deshalb sind Bewegung und Sport, besondere Formen von Gymnastik und Bodybuilding zuallererst zu empfehlen. Es gibt Gymnastikübungen speziell für die Problemzonen, z. B. das Stretching, das den Körper sanft formt. Es gibt Bodybuilding speziell für Frauen, das auch Bodystyling, Bodyforming und Bodymodelling heißt. Schlaffe Oberarme werden z. B. wieder straff, der Bauch fester und flacher. Ein „Hängepo" hebt sich, wenn die Gesäßmuskeln trainiert werden. Das Straffen der Oberschenkel- und Wadenmuskulatur baut überschüssiges Fett ab.

Durch Diät und Änderung der Ernährungsgewohnheiten eine Reduzierung des Körpergewichtes zu erreichen, ist ein weiterer Weg zu besserem Aussehen. Wer stark übergewichtig ist, schadet zudem sehr seiner Gesundheit: Kurzatmigkeit, Herzbeschwerden und Venenleiden drohen, Diabetes kann sich einstellen usw. Die angefutterten Fettschichten machen den ganzen Menschen – auch in mentaler Sicht – behäbiger, unbeweglicher, anfälliger für Krankheiten, Störungen und weniger belastbar. Eine Normalfigur ist eine „gute Anti-Aging-Empfehlung".

Wenn ein ästhetisch-plastischer Chirurg erst einmal Psychotherapie statt einer chirurgischen Aussehenskorrektur empfiehlt, sollte man seinen Rat annehmen. So sieht z. B. die Abteilung der „Schönheitschirurgie" des Städtischen Krankenhauses München-Bogenhausen eine wichtige Aufgabe darin, in Gesprächen herauszufinden, warum ein bestimmter, vielleicht nur kleiner Makel im Aussehen, eine soziale und seelische Belastung für den Patienten bedeutet, und welche größeren Probleme sich hinter dem scheinbar kleinen Übel verbergen. Zusammen mit dem Patienten entwickelt eine Psychologin Bewältigungsstrategien, die das Leben mit der Umwelt und mit sich selbst viel leichter gestalten. Mitunter kann eine solche psychologische Intervention bewirken, dass eine Operation sich erübrigt.

Es ist immer eine sehr persönliche Entscheidung, sich durch operative Eingriffe verschönern zu lassen. Die oft zitierten Worte „Wahre Schönheit kommt von innen“ sind jedoch mehr als nur eine bloße Redewendung; denn das Zitat spricht die inneren Werte, die inneren Qualitäten eines Menschen an. Und sie sind es, die einen Menschen zu einem wahren Menschen machen! Bevor man sich zu einer Schönheitsoperation entschließt, sollte man sich im Klaren sein, ob eventuell die erträumte äußerliche Schönheit nicht ein Ersatz für fehlende charakterliche Substanz oder für seelische Probleme ist. Auf der anderen Seite! Warum sollten wir jemanden verachten, der sich wegen seiner schiefen Nase, wegen Narben im Gesicht oder eines hartnäckigen Fettdepots operieren lässt, welche durch Diät und Sport nicht weichen wollen? Warum sollten wir kein Verständnis zeigen, wenn sich jemand dicke „Schlupfaugen“ durch Straffung der Oberaugenlider beseitigen lässt? Ein Blutschwamm im Gesicht wirkt evtl. so entstellend, dass er gravierende psychische Probleme hervorruft. Eine sehr schwere Brust kann Rückenprobleme auslösen.

„Neun Zehntel unseres Glückes beruhen allein auf der Gesundheit.
Mit ihr wird alles eine Quelle des Genusses.
Hingegen ist ohne sie kein äußeres Gut, welcher Art es auch sei, genießbar.“
(Arthur Schopenhauer, deutscher Philosoph, 1788 – 1860)

21. Bis ins hohe Alter kräftig zubeißen

Schöne gleichmäßige Zähne gehören zu einem ansprechenden Erscheinungsbild eines Menschen. Bei einer ersten Begegnung schauen über 80 Prozent zunächst auf den Mund und die Zähne, bevor sie ein Gespräch führen. Gepflegte Zähne, verbunden mit einem Lächeln, signalisieren Gesundheit und Vitalität. Deshalb ist eine gute Pflege der Zähne dringend zu empfehlen.

Chronische Zahnfleischerkrankungen

60 bis 70 Prozent der Erwachsenen in Deutschland leiden an chronischen Erkrankungen des Zahnfleisches. Zahnfleischbluten kann ein deutliches Anzeichen von Parodontitis, einer Entzündung des Zahnhalteapparates, sein. Parodontitis lässt sich durch regelmäßige Zahnarztbesuche, verbunden mit einer professionellen Zahnreinigung, vermeiden. In jüngeren Jahren sollte man alle sechs Monate eine professionelle Zahnreinigung vornehmen lassen. Ab dem 50. Lebensjahr kann alle sechs bis zwölf Monate eine Zahnreinigung sinnvoll sein. Wird z. B. der Zahnstein nicht gründlich entfernt, löst er an den Zahnfleischrändern Entzündungen aus. Chronische Entzündungen des Zahnhalteapparates führen zu Knochenschwund und vorzeitigem Zahnverlust. Was nicht allgemein bekannt ist: Parodontitis gilt wie Rauchen, Übergewicht und hoher Cholesterinspiegel als Risikofaktor für Herz- und Kreislauferkrankungen. Wenn das Zahnfleisch stark entzündet ist, können Bakterien über die Zahnfleischtaschen in den Blutkreislauf gelangen, weiter in die verzweigten Gefäße wandern und dort die arteriosklerotische Plaquebildung fördern. Herzinfarkt und Schlaganfall sind die bittere Folge. Um das zu verhüten, ist eine gründliche Reinigung der Zahnzwischenräume unumgänglich. Dafür sind am besten Intervallbürsten geeignet. Es gibt sie in verschiedenen Größen.

In Deutschland leiden über sieben Millionen Menschen an Diabetes. Sie fördert sehr Parodontitis. Prof. Petra-M. Schumm-Draeger, Chefärztin der Klinik für

Endokrinologie, Angiologie und Diabetologie im Krankenhaus München-Bogenhausen, wertete 23 Langzeitstudien mit 19.245 Personen aus. Mit dem Ergebnis: Je schlechter der Blutzucker eingestellt ist, desto eher entzündet sich das Zahnfleisch. Ist es erst mal entzündet, verschlechtern sich umgekehrt auch die Zuckerwerte. Frau Prof. Schumm-Draeger empfiehlt Diabetikern, mindestens zweimal jährlich zum Zahnarzt zu gehen und die sogenannte Taschentiefe kontrollieren zu lassen. Die Taschentiefe ist u. a. ein Gradmesser für Zahnfleischentzündungen.

Die Bedeutung von Fluorid bei der Zahnpflege

Konsequente Zahnhygiene kann Karies nicht immer verhindern. Stefan Zimmer, Professor für Zahnerhaltung und präventive Zahnmedizin an der Universität Witten, sagt: „Wichtig ist, dass ausreichend Fluoride zugeführt werden, da diese eine anerkannt hohe Kariesschutzwirkung haben, indem sie den Zahnschmelz für Karies unempfindlicher machen“. Zahnpflegemittel mit Fluorid erreichen an den Zähnen eine lokale Schutzwirkung. Dabei ist Fluorid nicht nur Kariesprophylaxe, sondern auch ein Schutzschild bei beginnenden Kariesschäden.

Kosmetische Eingriffe für ein makelloses Lächeln

Neben dem optimalen Ersatz von verlorenen Zähnen geht es bei kosmetischen Eingriffen im Mundraum u. a. auch um ein attraktives Erscheinungsbild des Zahnfleisches. Der Kauapparat ist Ausdruck von Lebensqualität. Sprechen und Lachen sind wichtige Beststandteile unserer Mimik und unserer persönlichen Ausstrahlung. Wenn bei manchen älteren Personen das Zahnfleisch stark zurückweicht, erscheinen die Zähne auffällig lang. Ein erfahrener Zahnarzt kann das noch vorhandene Zahnfleisch mit einer bestimmten Operationstechnik einschneiden und über den frei liegenden Zahnhals ziehen. In vielen Fällen ist das aber wegen zu geringer Zahnfleischreserven nur begrenzt möglich. Alternativ kann der Zahnarzt ein Stück der Schleimhaut aus dem Gaumen entnehmen und an die gewünschte Stelle transplantieren.

Bleaching für strahlend weiße Zähne

Das Bleaching (engl. to bleach = bleichen) oder die Aufhellung der Zähne ist eine bewährte Methode, um die Zähne weiß und damit vitaler und jünger erscheinen zu lassen. Mit dem zunehmenden Alter verfärbt sich der Zahnschmelz durch die Einlagerung von Farbstoffen gelblich bis grau. Die Einfärbung ist in der Regel, mitbedingt durch innere Umbauprozesse der Zähne, auf einen gesteigerten Konsum von Kaffee, schwarzen Tee, Zigaretten und z. T. auf Medikamente zurückzuführen. Die Bleaching-Mittel, die heute von den Zahnärzten verwendet werden, greifen im Gegensatz zu den „Weißmacher-Pasten" aus den Drogerieketten – sie enthalten einen hohen Anteil von Schleifpartikeln – den Zahnschmelz nicht an.

„Neues" Lächeln durch Veneers

Das Lächeln eines Menschen kann durch kosmetische Korrekturen nachhaltig beeinflusst werden. Vor allem durch Veneers (engl. veneer = Fournier)! Mit ihnen kann ein Zahnarzt kleinere Zahnfehlstellungen korrigieren bzw. Farbdefekte beheben. Er klebt mit einem Spezialkleber auf betroffene Zahnregionen hauchdünne, lichtdurchlässige Schalen aus Kunststoff oder Keramik auf. Vor ihrem Aufkleben werden die Zähne angeschliffen und ihre Oberflächen mit einer speziellen Säure aufgeraut. Klinische Langzeitstudien belegen, dass innerhalb von fünf Jahren nur vier Prozent der Veneers verloren gehen. Für „Zähneknirscher" sind sie allerdings nicht geeignet. Die Veneers würden splittern.

Zum Verlust von Zähnen

Wenn Zähne brechen – und das geschieht im fortgeschrittenen Alter nicht selten – so wirft das besondere Probleme auf. Bereits durch den Verlust eines einzelnen Zahnes kann es zu einer Einschränkung der Kaufunktion kommen. Ist der sichtbare Frontbereich der Zähne im Ober- bzw. im Unterkiefer betroffen, tritt zudem eine starke optische Beeinträchtigung auf. Bei einem Verlust von drei oder mehreren Zähnen können sich die Lippen in den Mundinnenraum verlagern. Wenn gleichzeitig der Knochenschwund fortschreitet, erscheint die betroffene Person auffällig gealtert. In der Regel werden ausgefallene Zähne durch Brücken, durch ein künstliches Gebiss oder durch Implantate ersetzt.

Erhöhung der Lebensqualität durch Zahnimplantate

Zahlreiche Organe und Gelenke des Menschen können heute durch künstliche ersetzt werden. In den letzten 20 Jahren hat sich in der Zahnheilkunde ein neues Fachgebiet entwickelt: Die dentale Implantologie. Sie bemüht sich immer effektiver um das Einsetzen künstlicher Zahnwurzeln (Implantate).

Durch das Einpflanzen künstlicher Zahnwurzeln können fehlende Zähne vollwertig und langfristig ersetzt werden. In der modernen Zahnimplantologie ermöglichen innovative Technologien eine Eingliederung von festsitzenden Zahnersatz auf lediglich vier Implantaten. Mini-Implantate sind vor allem ein neuer Weg für Vollprothesenträger. Mit Hilfe der navigierten Implantologie können im Rahmen einer dreidimensionalen Planung Zahnimplantate noch sicherer gesetzt werden. Im Jahr 2011 wurden Millionen von Implantaten gesetzt. Sie halten lange Zeit. Nach zehn Jahren sind noch weit über 90 Prozent der Implantate funktionsfähig.

Zucker als größter Feind der Zähne

Durchschnittlich fehlen im Gebiss aller 65- bis 75-jährigen Deutschen bis zu 12 Zähne. Das Ausmaß des Gebissverfalls nahm in den zurückliegenden Jahrzehnten sehr zu, weil der Konsum an Zucker und Süßigkeiten stark zugenommen hat.

Vollkornprodukte und faserreiches Gemüse reinigen die Zahnoberfläche und halten den Kauapparat gesund. Das Gemüse sollte allerdings nicht „zerkocht“ auf den Tisch kommen. Rohkost massiert generell das Zahnfleisch. Speisen und Getränke aber, die viel Zucker enthalten, sind der ideale Nährboden für Bakterien, die Karies und Parodontitis verursachen. Je stärker sie sich in der Mundhöhle vermehren, umso mehr schädliche Säure produzieren sie. Deshalb empfehlen alle Zahnärzte sich so zuckerarm wie möglich zu ernähren. In einer Flasche Ketchup verbergen sich 46 Stück Würfelzucker, in einer Flasche Cola mit einem halben Liter Inhalt 14 Stück Würfelzucker.

Mundtrockenheit, ein häufiges Problem bei älteren Menschen

Bei Mundtrockenheit produzieren die Speicheldrüsen zu wenig Flüssigkeit. Der Speichel spült nicht nur Krankheitserreger fort, bevor sie sich an die Zähne heften können, er neutralisiert auch aggressive Säuren, die beim Essen entstehen. Fließt zu wenig Speichel, so steigt das Risiko für Karies und Zahnfleischentzündungen.

Die Ursachen für die abnehmende Speichelsekretion! Mit der Lebensdauer sondern die Speicheldrüsen zwangsläufig immer weniger Flüssigkeit ab. Häufig entsteht die Mundtrockenheit als Nebenwirkung einer medikamentösen Therapie. Mehr als 400 Arzneimittel können zur Unterfunktion der Speicheldrüsen führen, z. B. Blutdrucksenker, Asthmamittel, Antihistaminika bei Allergien, Antidepressiva, Schlafmittel sowie Medikamente gegen Blasenschwäche und Sodbrennen.

Menschen mit trockenem Mund sollten genügend trinken. Eine zu geringe Flüssigkeitszufuhr und damit unzureichende Speichelbildung führen u. a. zu aufgesprungenen Lippen, zu einer „brennenden“ Zunge und zu schlechtem Atem.

Eine effektive Maßnahme bei Mundtrockenheit ist kräftiges Kauen. Es fördert ohne Präparate wie spezielle Feuchtigkeitssprays den Speichelfluss. Menschen mit Mundtrockenheit sollten zudem so oft wie möglich kauaktive, faserreiche Lebensmittel essen, wie z. B. Obst, Salate, grob gehacktes Gemüse, Vollkornbrot und Müsli.

Übler Mundgeruch

Beim chronischen Mundgeruch riecht der Atem schwefelig-faul. Manchmal kommen faulige Ausdünstungen aus der Nase noch hinzu. Für starken Mundgeruch gibt es viele Ursachen, z. B:

- Essensrückstände in den Zahnzwischenräumen
- Erkrankungen des Verdauungssystems
- Medikamente, die Nitrate oder Schwefel enthalten
- trockene Mundhöhle
- zu geringer Speichelfluss
- bakterieller Zungenbelag
- defekte Zähne
- schlecht sitzende Zahnprothesen, Inlays und Implantate
- Zahnfleischentzündungen (Parodontitis)
- unregelmäßiges, nachlässiges Zähneputzen

Mit intensiver Mundhygiene können wir in der Regel den Mundgeruch bekämpfen. Dreimal täglich sollte man die Zähne putzen und dabei vor allem auch die Zahnzwischenräume reinigen. Beläge auf der Zunge lassen sich mit einem speziellen Zungenschaber aus der Apotheke entfernen. Wenn ältere Menschen zu einem trockenen Mund neigen, sollten sie über den Tag regelmäßig trinken, um die Mundhöhle zu befeuchten.

Als Hausmittel gegen üblen Mundgeruch gilt Petersilie. Das darin enthaltene Chlorophyll sorgt für einen frischeren Atem. Einige Gewürze wie Fenchel, Kamille, Minze, Rosmarin, Salbei, Thymian und Zimt können abstoßenden Mundgeruch ebenfalls neutralisieren.

Wenn sich hartnäckiger Mundgeruch auch bei Selbstbehandlung nicht bessert, ist ein Zahnarzt bzw. ein Internist zu Rate zu ziehen.

„Du hättest nicht alt werden sollen,
eh' du klug geworden bist.“
(William Shakespeare, englischer Dramatiker, 1564 - 1616)

22. Bewährte Regeln für ein gesundes, aktives und hohes Alter

1. Erweitern Sie ständig ihr Gesundheitswissen! Nutzen Sie im Internet die Gesundheitsportale! Dort finden Sie Informationen zu Symptomen, Diagnose und Therapie der häufigsten Erkrankungen und Berichte über aktuelle Forschungsergebnisse aus allen Bereichen der Medizin! Beispiele für deutsche Internetadressen:

www.curado.de
www.gesundheit-heute.de
www.onmeda. de
www.apotheken-umschau.de
www.netdoktor.de
www. meine gesundheitsakademie.de

2. Lassen Sie sich jährlich von Fachärzten untersuchen! Zur Früherkennung von Erkrankungen vor allem von Dickdarm-, Lungen-, Prostata-,Brust- und Gebärmutterkrebs! Informieren Sie sich über notwendige Impfungen und lassen Sie diese durchführen, z. B. eine Tetanus-Impfung alle zehn Jahre und eine Pneumokokken-Impfung alle fünf Jahre. Vergessen Sie nicht Impfungen vor Auslandsreisen, z. B. Hepatitis A - und Hepatitis B - Impfung! Sie gewähren einen Impfschutz von einem Jahr.

3. Beugen Sie der Osteoporose vor! Sorgen Sie für starke Knochen! Frauen sind dabei stärker betroffen als Männer. Bei der Entstehung der Osteoporose spielen familiäre Anlagen und der Lebensstil mit wenig Bewegung und Sport eine Rolle. Auch eine kalzium- und magnesiumarme Ernährung trägt zu einem raschen Fortschreiten der Krankheit bei.

4. Unterziehen Sie sich bei zu viel Sonne mit UV-Strahlung und im höheren Alter einmal im Jahr einem Haut-Screening. Jedes Jahr erkranken in Deutschland mehr als 20.000 Menschen am bösartigen schwarzen Hautkrebs (malignes Melanom). Etwa 5.000 sterben jährlich. Hauptursache ist der mangelnde Sonnenschutz bei einem Aufenthalt im Freien. Experten warnen aber auch vor Solarien. Die Strahlungsintensität der Geräte entspricht der Sonneneinstrahlung zur Mittagszeit am Äquator.

5. Bedenken Sie in Ihrem Leben bestimmte Gefahren! Zum Beispiel können es manche Frauen und Männer auch im höheren Alter nicht lassen, auf einer Leiter balancierend Fenster zu putzen oder von einem hohen Baum zu pflücken. Es zeugt von Lebensklugheit, auf Risiken verzichten, sich nicht selbst zu überschätzen und Hilfe anzunehmen. In München brachen sich zwei über 70-jährige Damen die Knochen, weil sie auf hohen Absätzen der abfahrenden Straßenbahn hinterherliefen.

6. Pflegen Sie soziale Kontakte! Gute Beziehungen zu Verwandten, Freunden, Kollegen und Nachbarn sind wichtige „Vitamine" für die Seele. Wie beim Obst und Gemüse sollten wir täglich eine ausreichende Menge davon zu uns nehmen. Soziale Isolation führt leicht zu depressiven Verstimmungen hin zu einer pessimistischen Lebenseinstellung. Negative Gedanken, die sich über eine längere Zeit häufen, schwächen das Immunsystem. Sie führen zur Ausschüttung des Stresshormons Adrenalin.

7. Lachen und lächeln Sie so oft wie möglich! Die dabei freigesetzten Endorphine und Serotonine steigern das Wohlbefinden. Lachen steigert das Lebensgefühl, führt immer zu einer Entspannung und verbindet die Menschen durch ihre ansteckende Wirkung miteinander.

8. Sehen Sie das Alter positiv! Ältere Menschen mit einer positiven Einstellung zum Alter leben im Durchschnitt 7,6 Jahre länger als die, welche mit dem Älterwerden unglücklich sind. Das ergab eine Studie über 23 Jahre der Yale University in den USA. Zufriedenheit wirkt sich stärker auf die Lebensdauer aus als etwa ein hoher Blutdruck.

9. Bleiben Sie geistig mobil und in ihrer Psyche dem Leben gegenüber aufgeschlossen! Älterwerden hat nicht nur mit biologischen Veränderungen, sondern auch mit der inneren Einstellung zu tun. Forschungen zeigen, dass Menschen mit einem höheren geistigen Niveau im Durchschnitt gesund älter werden und dass geistige Trägheit das Leben verkürzt. Entdecken Sie jeden Tag etwas Neues! In der Musik, in der Kunst, bei Radtouren, Wanderungen und Spaziergängen in der Natur!

10. Sind Sie der neuen Medientechnologie gegenüber aufgeschlossen! Ältere Menschen vermeiden häufig innovative Technologien und lehnen neue Geräte ab. Schreiben Sie z. B. mit ihrem Handy täglich „SMS“, erkunden Sie das Internet und lernen Sie das „Skypen“! Alle Aktionen mit den modernen Medien sind ein Weg, auf der Höhe der Zeit zu bleiben und erfolgreich älter zu werden.

11. Beachten Sie folgende Empfehlungen für eine gesunde Ernährung! Essen Sie überwiegend pflanzliche Lebensmittel! Essen Sie hauptsächlich unerhitzte Frischkost! Bereiten Sie die Speisen schonend mit wenig Fett zu! Bevorzugen Sie Pflanzenöle! Meiden Sie Fertigprodukte und Nahrungsmittel mit Zusatzstoffen! Lehnen Sie gentechnisch manipulierte Lebensmittel ab!

12. Wählen Sie bei allen Getreideprodukten Vollkornerzeugnisse statt Weißmehl! Das volle Korn enthält noch alle Vitamine, Mineralien und die wichtigen sekundären Pflanzenstoffe. Zudem liefert es Ballaststoffe, die den Cholesterinspiegel deutlich senken. Die „alten“ Getreidesorten sind besonders wertvoll: Kamut, Aramanth und Quinoa.

13. Orientieren Sie sich an den zehn Regeln der Deutschen Gesellschaft für Ernährung! Sie bieten leicht verständlich einfache Grundsätze für eine gesunde Ernährung an. Die wichtigste Empfehlung der Gesellschaft für Ernährung: Man sollte täglich zwei Portionen Gemüse und drei Portionen Obst essen. Damit versorgt man seinen Körper optimal mit den notwendigen bioaktiven Substanzen. In Obst, Beeren und Gemüse stecken viele Schutzstoffe für Herz und Gefäße, z. B. die Vitamine C und E, Beta-Carotin, Folsäure, Kalzium und Magnesium.

14. Beachten Sie die Bitterstoffe im Gemüse und in Gewürzen! Sie fördern die Speichel-und Magensaftsekretion, mobilisieren die Immunabwehr und wirken sich günstig auf das Herz- und Kreislaufsystem aus.
Beispiele für bittere Salate: Radicchio, Rucola, Chicorée und Eisbergsalat.
Beispiele für bittere Gewürze: Thymian, Wachholder, Oregano, Rosmarin und Lorbeerblätter. Auch Heilkräutertees können Bitterstoffe enthalten, wie z. B. Salbei, Schafgarbe, Wermut und Kamille.

15. Schätzen Sie die mediterrane und asiatische Küche mit reichlich Gemüse, Seefisch und hochwertigen Pflanzenölen! Mit frischen Kräutern und Trockengewürzen erreicht man bei der Zubereitung einen intensiven Geschmack, ohne dass viel Fett, z. B. Sahne oder Sauerrahm benötigt werden.

16. Verwenden Sie so wenig Zucker wie möglich! Im Durchschnitt verzehren die Menschen in Deutschland 73 Kilogramm Zucker pro Jahr. Ahornsirup und Honig sind für die Gesundheit besser als brauner Zucker. Für die Zubereitung von Frühstücksmüsli sind frisches Obst, evtl. Feigen und getrocknete Aprikosen zu empfehlen. Vor den synthetisch hergestellten Süßungsmitteln Aspartam, Saccharin, Cyclamat, Neohesperidin usw. ist zu warnen.

Vermeiden Sie Zuckerfallen! 80 % des täglichen Zuckerkonsums sind in Fertigprodukten, Getränken, Gebäck und in Süßigkeiten enthalten. So viel Zucker enthalten folgende Lebensmittel (in Stück Würfelzucker zu je 3 Gramm):

Pizza (400g)	8 Stück Würfelzucker
Fruchtjoghurt (150 g)	6 St.
Kartoffelsalat (400 g)	9 St.
Ketchup (100 g)	8 St.
Limonade (0,2 l)	8 St.
Milchmixgetränke (0,2 l)	9 St.
Rosinenschnecke (160 g)	19 St.
Gummibärchen (50 g)	9 St.
Eiscreme (250 g)	12 St.
Nuss-Nougat-Creme (100 g)	20 St.

Zucker ist ein leerer Energieträger und wird im Körper in Fett umgewandelt und in den Fettdepots gespeichert.

17. Bevorzugen Sie bei Fleischmahlzeiten Geflügel! Wenn Sie Fleisch essen – zwei Fleischmahlzeiten werden von Ernährungsberatern pro Woche empfohlen – bevorzugen Sie fettarme Varianten wie Geflügel ohne Haut! Zurückhaltung ist bei rotem Fleisch geboten. Langzeitstudien deuten darauf hin, dass es – häufig verzehrt – bestimmte Krebsarten begünstigen kann. Jeder Bundesbürger verzehrt durchschnittlich im Jahr 50 kg Kilogramm Fleisch. Die negativen gesundheitlichen Aspekte eines erhöhten Fleischkonsums sind: Zuviel Fett, gesättigte Fettsäuren, Cholesterin und Purin. Diese Begleitsubstanzen tragen zu Übergewicht, zu Herz- und Kreislauferkrankungen und Gicht bei.

18. Essen Sie zweimal in der Woche fettreichen Seefisch! Fette Seefische, wie z B. Lachs, Hering und Makrele stellen eine wertvolle Quelle für Omega-3-Fettsäuren dar. Omega-3-Fettsäuren zählen zu den mehrfach ungesättigten Fettsäuren. Sie machen das Blut fließfähig. Von unserem Körper können sie nicht hergestellt werden und müssen mit der Nahrung zugeführt werden. Leinöl enthält – wie fette Seefische – auch die essentiellen Omega-3-Fettsäuren.

19. Verwenden Sie beim Kochen reichlich Pflanzenöle! Nehmen Sie für das Braten von Fleisch, Fisch und Gemüse in der Pfanne keine Butter und kein Butterschmalz, sondern Pflanzenöle, wie z. B. Rapsöl oder natives Olivenöl, das große Hitze verträgt. Für die Zubereitung im Wok wird Sesamöl empfohlen. Die Salate sollte man mit Walnussöl, Traubenkernöl oder Olivenöl anmachen.

20. Vermeiden Sie zu viel Salz! Laut Empfehlungen der Weltgesundheitsorganisation (WHO) sollte der tägliche Kochsalzkonsum unter 5 Gramm liegen. In Deutschland liegt der tägliche Salzkonsum bei 6 bis 9 Gramm. Das führt zu einem Ansteigen von Herz- und Gefäßkomplikationen. Nehmen Sie beim Kochen lieber frische Kräuter und Trockengewürze, anstatt nur zu salzen!

21. Vergessen Sie nicht, reichlich zu trinken! Achten Sie täglich auf Ihren „Flüssigkeitshaushalt"! Im Durchschnitt verliert jeder Mensch pro Tag über zwei Liter Flüssigkeit durch die Atmung, den Harn und das Schwitzen. Rund die Hälfte der verlorenen Flüssigkeit nimmt er über die Nahrung zu sich, die andere Hälfte muss durch Trinken ausgeglichen werden. Daher die Empfehlung: Trinken Sie mindestens zwei Liter täglich! Am besten Wasser, ungesüßte Tees und Obstsäfte ohne Zucker!

22. Sorgen Sie sich um eine gesunde Haut! Gesundes und jugendliches Aussehen kommt auch von Innen. Obst und Gemüse, vor allem Hülsenfrüchte, sind wichtig, um der Haut genügend Vitamine, Mineralien und Spurenelemente zu liefern. Als besonderer Schutz für die Haut gelten Vitamin C und E. Vitamin B_{12} ist unverzichtbar für die Bildung von Enzymen.

23. Geben Sie unbedingt das Rauchen auf! Schon nach einem Jahr hat sich das Herzinfarkt-Risiko halbiert. Zudem erkranken Raucher häufig an Krebs, an Makuladegeneration, Demenz oder an chronischer Zahnfleischentzündung. Bei Männern und Frauen, die rauchen, bilden sich im Gesicht früh Falten.

24. Pflegen Sie täglich ihre Zähne! Zu einem guten Gesicht gehören gepflegte Zähne. Die kosmetische Zahnmedizin bemüht sich immer mehr um die Mundhöhle und sorgt mit der Zahnästhetik für ein strahlendes Lächeln mit weißen

Zähnen. Besondere Aufmerksamkeit verdienen Entzündungen des Zahnbettes bzw. Zahnfleisches. Sie schädigen das Herz.

25. Vermeiden Sie permanenten Stress und bauen Sie ihn ab!Geeignete Methoden dafür sind Yoga, Meditation, autogenes Training oder Muskelentspannung nach Jacobson. Auf die Dauer hinterlassen häufige Ausschüttungen der Stresshormone Adrenalin, Noradrenalin und Cortisol in unserem Körper und in unserer Seele tiefe Spuren, die alt machen.

23. Literaturhinweise

Amberger, H.: „Wer glaubt, lebt länger. Beten hilft und Ärzte können es beweisen,."
Wien 2000

Arens-Azevedo, U.: „Ernährung im Alter"
Hannover 2002

Auer, A.: „Geglücktes Altern. Eine theologisch-ethische Besinnung"
Freiburg/ Basel/Wien 1995

Axt, P / Axt-Gadermann, M.: „Die Kunst, länger zu leben. Jugend ist keine Frage des Alters. Neue Anti-Aging-Strategien"
2. Aufl., München 2004

Bamberger, Chr. M.: „Besser leben, länger leben. 10 gesunde Jahre mehr sind machbar – das individuelle Präventionsprogramm"
München 2006

Braendle, W.: „Das Klimakterium"
2. Aufl., Stuttgart 2005

Bresser, H.: „Jung für immer. Älter werden jung und vital bleiben – gut aussehen"
Stuttgart 2000

Bruker, M.: „Gesund durch richtiges Essen"
München 1992

Eisen, R.: „Anti-Aging"
Berlin 2001

Frohn, B.: „Anti-Aging. Länger jung – länger schön"
München 2000

Füller, J. / Keller, S.: „50 und aufwärts. Das Begleitbuch für die zweite Lebenshälfte"
Stiftung Warentest 1999

Grün, A.: „Gelassen älter werden"
Freiburg 2011

Grün. A.: „Gelassenheit – das Glück des Älterwerdens"
Freiburg 1915

Grunret, P.: „Vitamine und Mineralstoffe. Mangelerscheinungen natürlich behandeln"
Stuttgart 2005

Hahn. G. v. / Schönfels, H. K. v.: „Wunderbares Wasser. Von der heilsamen Kraft der Brunnen und Bäder"
Aarau / Stuttgart 1980

Halle, M.: „Zellen fahren gerne Fahrrad. Mit gesunden Gefäßen länger jung bleiben"
München 2012

Hammer, E.: „Männer altern anders"
Freiburg 2010

Heller, S./ Waldmann, W.: „Jung bleiben! Das Anti-Aging-Handbuch“
Köln 2001

Heufelder, A. E. / Bieger, W. P.: „Das Anti-Aging-Konzept. Erfolgreiche Strategien zum Jungbleiben“
München 2001

Huber, J.: „Hormontherapie – Wie Hormone unsere Gesundheit schützen“
München 2007

Janda; N.: „Ewig Jung! Wie Sie gesund, fit und attraktiv bleiben“
Raststatt 1996

Jund, R. / Birk, M. / Heufelder, A.: „Das 1 x 1 der Prävention. Lernen Sie Krankheiten und Risiken vermeiden“
München 2007

Kallabis, W. / Kastner, A.: „Das Anti-Aging-Lexikon. Alles Wissenswerte von A bis Z“
München 2007

Keim, U. / Engelbert, Chr. W.: „Start in die besten Jahre. Das biologische Anti-Aging-Programm“
Baden-Baden 2005

Kleine-Gunk , B. / Bernd-Höfer, R.: „Phyto-Östrogene. Die sanfte Alternative während der Wechseljahre“
Stuttgart 2003

Kleine-Gunk, B. / Melka, M.: „Auf der Suche nach Unsterblichkeit – Die Geschichte der Anti-Aging-Medizin von der Antike bis heute“
München 2010

Kleine-Gunk, B.: „Das Frauen-Hormone-Buch“
Stuttgart 2010

Kleine-Gunk, B.: „Östrogene & Co. Was Frauen wissen sollten, um gesund, lustvoll und jung zu bleiben“
Stuttgart 2013

Kleine-Gunk, B. / Rossmanith, W. G.: „Hormone und Hormonsystem. Lehrbuch der Endokrinologie“
Berlin 2014

Krag, W.: „Power Aging. Länger leben, später altern – jetzt handeln“
Heidelberg 2004

Kruthmann, J. / Didepgen. Th.: „Hautalterung. Grundlagen, Prävention“
Berlin / Heidelberg 2013

Markert, D.: „Forever young. Das Altern besiegen“
München 1999

Neumann“ B.: „Das Wichtigste über Anti-Aging. Wichtige Alterstheorien, Verzögerung des Alterungsprozesses, sinnvolle Anti-Aging-Maßnahmen“
München 2004

Oberbeil, K. / Rahnm-Huber, U.: „Jung bleiben mit Anti-Aging. Einfach 10 Jahre jünger aussehen“
München 1999

Parry, E.: „Tanz der Hormone“
München / Zürich 2007

Prantl, H.: „Alt. Amen. Anfang. Neue Denkanstöße“
München 2013

Römmler, A.: „Die Wahrheit über Hormone“
2. Aufl., München 2006

Römmler, A.: „Hormone. Leitfaden für die Anti-Aging-Sprechstunde“
Stuttgart / New York 2014

Scherf, H.: „Grau ist bunt. Was im Alter möglich ist“
Freiburg 2010

Scherf, H.: „Wer nach vorne schaut, bleibt länger jung“
Freiburg 2013

Scherf, H.: „Altersreise. Wie wir älter werden“
Freiburg 2014

Spandl, 0. P.: „Gesunde Ernährung mit weniger Gift“
Freiburg 1987

Spandl, 0. P.: „Anti-Aging. Länger gesund, fit und jung bleiben“
Freiburg 2003

Schlett; S.: „Die 100 wichtigsten Lebensmittel. Mit der richtigen Ernährung vor Krankheiten schützen“
München 2006

Schneidrzik, E. J.: „Älter werden – na und?“
4. Aufl. München / Jena 2000

Stöhr, M.: „Die Wahrheit über Anti-Aging. Risiken erkennen – Chancen nutzen“
Frankfurt a. M. 2005

Strunz U.: „Forever young. Das Erfolgsprogramm. Laufen Sie sich jung, essen Sie sich jung, denken Sie sich jung“
13. Aufl., München 2000

Weil, A.: „Gesund älter werden. Eine Anleitung für körperliches und geistiges Wohlbefinden ein Leben lang“
London 2006

Wormer, E. J.: „Langlebigkeit. Gesund und munter bis ins hohe Alter“
Köln 2009

24. Nützliche Adressen (Auswahl)

Hat man Fragen zur Prävention von Alterserkrankungen und zur Anti-Aging-Medizin, sollte man Kontakt mit einer der folgenden bundesweiten Organisationen aufnehmen:

Bund Deutscher Senioren (BDS) e. V.
Genthiner Str. 30c
10785 Berlin
Tel. (030) 2 61 30 16

Bundesministerium für Ernährung,
Landwirtschaft und Verbraucherschutz (BMELV)
Wilhelmstraße 54
11055 Berlin
Tel.: (030) 20 06-0

Bundesselbsthilfeverband
für Osteoporose e. V.
Kirchfeldstr. 149
40215 Düsseldorf
Tel. (0211) 31 91 65

Bundeszentrale für
gesundheitliche Aufklärung
Ostmerheimer Str. 200
51109 Köln
Tel. (0221) 8 99 20

Deutsche Gesellschaft für Ernährung (DGE) e. V.
Im Vogelsang 40
60488 Frankfurt
Tel. (069) 9 76 80 30

Deutsche Gesellschaft für Gerontologie
und Geriatrie (DGGG) e. V.
Alte Jakobstr. 77
10179 Berlin
Tel. (030) 28449924

Deutsche Gesellschaft für Gesundheit und Schlaf (DAGS) e. V.
Universitätsstr. 84
93053 Regensburg
Tel. (0941) 9428271

Deutsche Gesellschaft für
kosmetische Medizin e.V.
Dr. Max-Str. 27f
82031 Grünwald
Tel. (089) 64 91 95 32

Deutsche Gesellschaft für Prävention und
Anti-Aging-Medizin (GSAAM) e. V.
Vallstedter Weg 114 A
38268 Lengede
Tel. (05344) 803370

Deutsche Gesellschaft für Prävention
und Rehabilitation von Herz- und
Kreislauferkrankungen e. V. (DGPR)
Friedrich-Ebert-Ring 38
56068 Koblenz
Tel.(0261)309231

Deutsche Krebshilfe e. V.
Thomas-Mann-Str. 40
53111 Bonn
Tel.: 0228 729900

Kuratorium Deutsche Altershilfe
An der Pauluskirche 3
50677 Köln
Tel.: 02 21/93 18 47-72

Deutsche Schmerzhilfe e.V.
Woldsenweg
20249 Hamburg
Tel. (0 40) 46 56 46

Deutscher Seniorenring e.V.
Oberrather Str. 10
40472 Düsseldorf
Tel. (02 11) 65 65 63

Patienteninformation für
Naturheilkunde e.V.
Viktoriastr. 10 - 18
12105 Berlin
Tel. (0 30) 76 00 87 60

Vereinigung der Deutschen Plastischen
Chirurgie und Deutsche Gesellschaft
Ästhetisch-plastischer Chirurgen e. V.
Bleibtreustr. 12 a
10623 Berlin
Tel. (0 30) 8 85 10 63

25. Empfehlungen für die Suche im Internet

Deutsche Ärztezeitung
http://www.aerztezeitung.de
Stichwort: Ernährung
Hier finden Sie die aktuellsten Informationen zum Thema Ernährung und Gesundheit. Sie können entweder ganz allgemein das Stichwort Ernährung anklicken oder ganz gezielt einen Begriff, z.B. Brustkrebs, suchen. Die Informationen in der Ärztezeitung enthalten auch stets die neuesten Beschlüsse des Lebensmittelausschusses der EU.

Deutsches Ernährungsforum
http://www.hagernann.de
Im Deutschen Ernährungsforum finden Sie Fragen und Antworten rund um das Thema Lebensmittelsicherheit. Ein Allergie-Info-Service berät zu den Themen Heuschnupfen und Allergien. Weiterhin finden Sie Informationen zu den Themen TransGen, Warenkunde und Lebensmittelrecht sowie eine A-Z Datenbank für Heilpflanzen.

Deutsche Gesellschaft für Ernährung e. V. (DGE)
http://www.dge.de
Die DGE betreibt durch die Verbreitung gesicherter Erkenntnisse Qualitätssicherung in Ernährungsberatung und -aufklärung. Die Standards dienen allen Multiplikatoren als Hilfsmittel zur Vermittlung abgesicherter Aussagen und Diätrichtlinien und bieten für die Ernährungsberatung und -aufklärung eine Orientierung, Die DGE-Beratungsstandards werden als Lose-Blatt-Sammlung herausgegeben.

Informationsforum Ernährung, Lebensmittel (DAINET)
http://www.dainet.de
DAINet Informationsforum für Ernährung und Zentralstelle für Agrardokumentation und -information in Deutschland ist die Informationsdrehscheibe für die Ernährung im Deutschen Agrarinformationsgesetz (DAINet). Hier erhalten Sie Informationen zur Ernährung, Ernährungsempfehlungen, Ernährungspläne, Inhaltsstoffe und Ernährungsformen,

International Food Information Council Foundation (IFIC)
http://ificinfo.health.org
Ziel der IFIC ist es, den tiefen Graben zwischen Wissenschaft und Öffentlichkeit zu überbrücken. In Zusammenarbeit mit Spezialisten werden Informationen über Nahrungsmittel, Ernährung und Gesundheit in eine allgemein verständliche Sprache übersetzt. Vorhandene Links führen zu einer Vielzahl weiterer Organisationen, die mit Ernährung zu tun haben. Der Sitz von IFIC ist Washington, DC. Durch ein ausgeklügeltes Netzwerk Ist es mit Organisationen in Europa, Asien, Australien, Kanada, Japan und Südamerika zum Austausch wichtiger Informationen verknüpft.

Weltgesundheitsorganisation (WHO)
http://www.who.ch
Bei der WHO, die 1948 gegründet wurde, handelt es sich um eine Unterorganisation der Vereinten Nationen, die sich aus 191 Mitgliedsländern zusammensetzt. Ziel der WHO ist die Gesundheit aller Menschen. Hierzu ist eine ausreichende Nahrungsversorgung sowie die Eindämmung gefährlicher Infektionskrankheiten erforderlich.

Dankesworte

Für die guten Gespräche, die ich bei meinen Recherchen für dieses Buch führte, danke ich Frau Prof. Dr. Petra-Maria Schumm-Draeger, Chefärztin der Klinik für Endokrinologie, Diabetologie und Angiologie im Krankenhaus München-Bogenhausen, Herrn Prof. Dr. Bernd Kleine-Gunk, Präsident der Deutschen Gesellschaft für Prävention und Anti-Aging. Herrn Prof. Dr. Hans Hauner, Ordinarius für Ernährungsmedizin an der Technischen Universität München, Frau Dr. Constance Neuhann-Lorenz, Fachärztin für Ästhetische und Plastische Medizin, Herrn Dr. Johannes Christian Vogelsang, Facharzt für Dermatologie in München und Herrn Dr. Benno Ostermayr, Chefarzt des Krankenhauses für Innere Medizin und Naturheilweisen in München-Harlaching. Für die anregenden Diskussionen über spezielle Fragen der Ernährung danke ich vielmals Frau Christine Graether, Gesundheitsberaterin beim Medical Service „Any Care“ in Stuttgart und der Ernährungsberaterin und Seminarleiterin Frau Gabriele Bodmer. Meinen Freunden Herrn Alfred Heller und Herrn Alwin Wagner fühle ich mich für die kritische Durchsicht des Manuskriptes zu Dank verbunden.